PREVENIR Y COMBATIR LA OSTEOPOROSIS

4,50

PREVENIR Y COMBATIR LA OSTEOPOROSIS

manuales integral

Prevenir y combatir la osteoporosis
Redacción de textos: Marta Sevilla y Núria Viver
Diseño de cubierta: La Page Original
Fotografía de cubierta: Stone
Compaginación: Pacmer, S. A. (Barcelona)

Pérez Galdós, 36 - 08012 Barcelona

Ref.: MI-66 / ISBN: 84-7901-762-7
Depósito Legal: B-33.346-2001
Impreso por Novoprint (Barcelona)

ÍNDICE

INTRODUCCIÓN

La osteoporosis va camino de convertirse en una nueva plaga de la sociedad actual. El deseable aumento de la esperanza de vida hace que haya cada vez más personas de edad avanzada y, por lo tanto, que el número de personas susceptibles de desarrollar esta enfermedad sea cada vez mayor. Por otra parte, ciertas características de nuestro estilo de vida actual la favorecen: el sedentarismo, el tabaquismo, el abuso del alcohol, ciertos medicamentos cada vez más utilizados para tratar otros trastornos y algunas enfermedades. Las cifras referentes a esta enfermedad son escalofriantes: el 30 % de las mujeres entre 60 y 70 años la padecen y a los 80 años la padece ya un 70 % de ellas. A los hombres no les afecta tanto, pero tampoco están libres de sus estragos.

¿Cuál es el problema de la osteoporosis? El principal problema son las fracturas óseas que se producen casi sin ningún traumatismo, a veces por un simple tropiezo e incluso de forma espontánea. El dolor, la deformación de los huesos y las fracturas dan lugar a una situación de incapacidad tanto más grave cuanto que se produce en personas de edad, muchas veces con otros problemas de salud. La osteoporosis se añade a otros achaques propios de la edad y favorece que los enfermos dependan más de su familia, de los centros asistenciales y hospitalarios. Su calidad de vida puede disminuir de forma considerable. Además, el coste social de la enfermedad es muy alto.

Pero hay fundadas esperanzas de que esta situación cambie. Esta enfermedad puede prevenirse, siempre y cuando se sea consciente de ella y se pueda detectar antes de que el hueso se haya deteriorado excesivamente. Las personas sanas, especialmente las mujeres, que están más expuestas que los hombres a padecer osteoporosis, deberían tener presente este problema cuando son jóvenes y durante la edad madura; porque es entonces cuando el estilo de vida actuará positiva o negativamente para impedir o favorecer más adelante el desarrollo de la enfermedad. Una vida activa, haciendo ejercicio suficiente, una alimentación sana y equilibrada, prescindir de sustancias tóxicas –como el tabaco y el alcohol– y tomar sólo los medicamentos que sean imprescindibles es la base para evitar en gran medida la aparición de la enfermedad.

Como se repite siempre respecto a la mayoría de las enfermedades, la prevención es lo más importante.

QUÉ ES LA OSTEOPOROSIS

La osteoporosis es una enfermedad que se caracteriza por una disminución de la densidad de los huesos. Osteoporosis significa hueso poroso. Esta disminución se produce debido a una pérdida de los componentes minerales del hueso y, como consecuencia, se produce su progresiva fragilidad y un riesgo de fractura cada vez mayor. Un hueso con osteoporosis pesa menos que un hueso normal, porque ha perdido gran parte de sus elementos más duros y resistentes; eso no significa que haya encogido, su tamaño es aproximadamente el mismo que antes de enfermar, pero es más ligero y quebradizo.

El tejido óseo está formado por una especie de malla dura, con el aspecto de una esponja, que contiene diferentes sustancias, entre ellas el calcio, que le confiere dureza; dentro de las celdillas hay células, vasos sanguíneos y nervios. Cuando el hueso pierde minerales, muchas de las paredes de estas celdillas desaparecen y los orificios de la esponja se vuelven cada vez mayores.

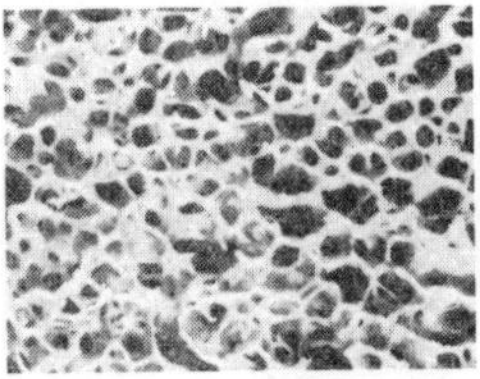

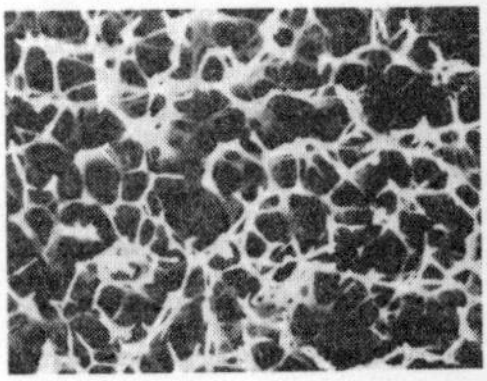

Izquierda: hueso normal. Derecha: hueso con osteoporosis. Se puede apreciar que la malla que lo forma es más estrecha en el hueso enfermo.

La pérdida de densidad de los huesos a partir de la edad madura es un proceso normal, hasta cierto punto, solamente cuando adquiere proporciones anormales podemos hablar de enfermedad y de riesgo de trastornos graves, como las fracturas y sus complicaciones. En realidad, el hueso crece hasta la cuarta década de la vida y después empieza su declive. Esta pérdida de tejido óseo es más rápida y temprana en la mujer que en el hombre, especialmente después de la menopausia.

A QUIÉN AFECTA LA OSTEOPOROSIS

En términos generales, podemos decir que la osteoporosis es la enfermedad más común de los huesos. Afecta a una de cada cuatro mujeres y a uno de cada ocho hombres de más de 50 años. Aunque esto no significa que todas estas personas tengan molestias debido a la enfermedad.

El proceso de pérdida de la masa ósea empieza hacia los 35 años y empeora con la edad, de forma que, a los 65 años, el 25 % de las mujeres y el 6 % de los hombres presentan síntomas de osteoporosis. Por otra parte, muchas personas nunca tienen síntomas a pesar de padecer la enfermedad.

Sin embargo, existen muchos factores que pueden modificar estos datos. Los analizaremos con detalle más adelante, pero, como ejemplo, podemos adelantar que el proceso será mucho más rápido si la persona se encuentra encamada durante mucho tiempo o hace poco ejercicio. Como dice el refrán «la función hace el órgano», es decir que si *utilizamos* nuestros huesos, será más fácil que se mantengan en buenas condiciones de salud.

Como muestran las estadísticas, esta enfermedad afecta sobre todo a las mujeres de edad avanzada. En efecto, después de la menopausia la pérdida de masa ósea se acelera mucho, de forma que las mujeres posmenopáusicas son, con mucho, las más afectadas. Esto no significa que no pueda afectar a las mujeres o a los hombres jóvenes, pero no es habitual, a no ser que exista una enfermedad que favorezca la pérdida de masa ósea.

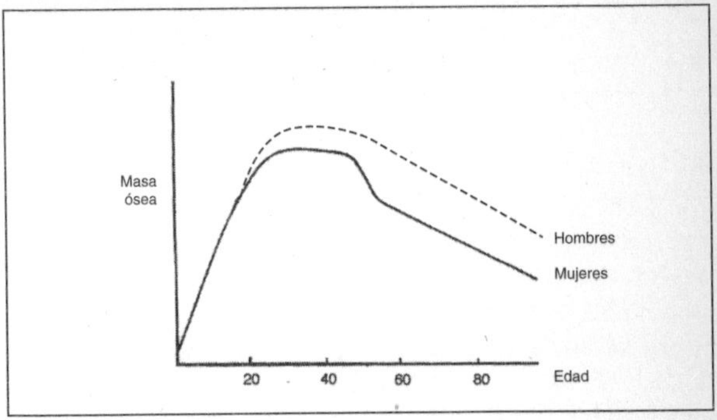

Crecimiento y disminución de la masa ósea con la edad.

Cuando se habla de un paciente de osteoporosis, se piensa en una mujer de edad más bien avanzada, sin embargo, el hombre también puede padecer esta enfermedad. De hecho, existen muchos hombres, especialmente ancianos, cuya vida se ha visto truncada por una fractura de cadera.

En la mujer, la elevada frecuencia de osteoporosis se debe principalmente a la disminución de las hormonas femeninas que tiene lugar de forma progresiva en el periodo de la menopausia. Estas hormonas protegen contra la pérdida de masa ósea, de forma que, cuando disminuyen, ésta se acelera. Pero el proceso de envejecimiento, por sí solo, también favorece la pérdida de masa ósea, sobre todo en personas que no hacen ejercicio físico y no siguen una dieta adecuada. En el hombre, el factor de la edad será el más importante.

Teniendo en cuenta todos los tramos de edad, hay un hombre con osteoporosis por cada 6 mujeres que padecen esta enfermedad. Existen varios factores que hacen que la frecuencia sea más baja en el varón:

- Tiene mayor masa ósea, por lo tanto, tarda más tiempo en perderla.
- Hace más ejercicio físico.
- El proceso de la andropausia (el equivalente de la menopausia) es mucho más suave.
- La esperanza de vida es menor, por lo tanto, la enfermedad no tiene tanto tiempo para manifestarse.

Estos factores hacen que en el hombre la enfermedad se manifieste más tarde que en la mujer, de forma que lo más habitual es que las fracturas y demás síntomas que caracterizan esta enfermedad se presenten a partir de los 70 años, aunque puede haber excepciones.

Otro aspecto que diferencia la osteoporosis en el hombre de la que aparece en la mujer es el lugar donde se aprecian los síntomas. En la mujer, es frecuente que las vértebras se encuentren muy afectadas, en cambio en el hombre el hueso más afectado es el fémur.

La disminución de las hormonas masculinas que se produce en el hombre a medida que entra en la ancianidad también favorece la pérdida de masa ósea, pero esta disminución es progresiva y muy lenta. Las cosas cambian cuando se produce la extirpación de los testículos; en este caso, las hormonas disminuyen de forma brusca y el riesgo de padecer osteoporosis aumenta.

CAUSAS DE LA OSTEOPOROSIS

La osteoporosis es una enfermedad metabólica que se produce porque el cuerpo no fabrica la suficiente cantidad de tejido óseo, o porque el calcio y otros minerales de los huesos se van perdiendo poco a poco.

El calcio y el fósforo son los dos minerales más importantes para la formación normal de los huesos. A lo largo de la infancia y la juventud, el cuerpo utiliza estos minerales para producir tejido óseo. Si la alimentación contiene poco calcio o el cuerpo no absorbe suficiente calcio a partir de los alimentos, la producción de tejido óseo puede verse afectada.

Por otra parte, existen causas que favorecen la pérdida del calcio y el fósforo que ya forman parte de los huesos, de manera que el tejido óseo se debilita. Ambas situaciones –falta de ingesta de elementos necesarios para la formación de tejido óseo y aumento de la pérdida de estos elementos– hacen que los huesos se vuelvan frágiles y se fracturen con facilidad.

Por lo general, la pérdida de masa ósea se produce gradualmente a lo largo de un período de tiempo largo, y la mayoría de las veces los individuos afectados llevan una vida normal hasta que se produce una fractura, lo que les alerta de la presencia de la enfermedad, cuando ya es demasiado tarde. Porque cuando esto ocurre, la enfermedad está en una fase avanzada y el daño es ya muy grave.

La osteoporosis no tiene una causa única, más bien es el resultado de una serie de factores causales que se unen para producir esta pérdida de masa ósea responsable de los síntomas y las fracturas. Una de las causas principales es la deficiencia hormonal:

de estrógenos en las mujeres y de andrógenos en los hombres.

Las mujeres, sobre todo a partir de los 60 años, son las que se ven más afectadas por esta enfermedad. Esto se debe a la pérdida de la función de los ovarios al llegar la menopausia y la consiguiente disminución de la producción de estrógenos. Esta disminución de hormonas femeninas es un proceso normal, que quizá por sí solo no sería capaz de producir la enfermedad, pero si se une a otros factores –como la falta de ejercicio físico o una mala alimentación–, puede aumentar en un porcentaje elevado esta pérdida normal de tejido óseo que se produce con la edad y dar paso a la enfermedad.

Por otra parte, la osteoporosis puede producirse también a causa de otras enfermedades más raras, como el síndrome de Cushing, el hipertiroidismo, el hiperparatiroidismo, ciertas enfermedades óseas, algunos trastornos genéticos, etc.

Los investigadores estiman que el 23 % de las mujeres de más de 50 años tienen osteoporosis y que entre el 40 y el 56 % tienen osteopenia. La osteopenia es un paso previo a la osteoporosis; es decir, una densidad ósea un poco baja que puede convertirse en una verdadera osteoporosis si no se adoptan las medidas adecuadas. Además, los investigadores estiman que el 50 % de las mujeres de más de 50 años sufrirán una fractura de cadera, de muñeca o de vértebra. El riesgo de fracturas en los hombres de la misma edad es del 13 %.

Aunque estas cifras se refieren a Estados Unidos, podemos considerar que en nuestro país las cosas no son muy diferentes.

A modo de resumen, las principales causas de la osteoporosis son las siguientes:

- ***El envejecimiento***. Provoca una disminución progresiva de la densidad del hueso. El aumento de la esperanza de vida de la población en los países occidentales hace que la enfermedad sea cada vez más frecuente. Por otra parte, la calidad de vida de las personas de edad que padecen esta enfermedad empeora, como consecuencia de los dolores y las fracturas que les ocasiona.

- ***La herencia genética.*** Las personas que tienen familiares con osteoporosis o que han sufrido fracturas de mayores por traumatismos poco importantes, e incluso sin darse ningún golpe, tienen más probabilidades de padecer la enfermedad. Se conocen algunos genes relacionados con el desarrollo del tejido óseo; y quizá en el futuro, el desarrollo de la ingeniería genética y los medicamentos que se podrán fabricar permitirán erradicar la enfermedad desde la infancia en estas personas con esta predisposición genética.

- ***La dieta pobre en calcio.*** El calcio es un elemento fundamental para la formación del hueso. Se encuentra principalmente en los derivados lácteos (leche, yogur, queso, helados, etc.), aunque también está presente en otros alimentos como la soja, el pescado azul y los frutos secos. Pero hablaremos con detalle del calcio más adelante.

- ***La menopausia.*** Entre un 20 y un 25 % de las mujeres padecerán osteoporosis después de la menopausia (proporción cuatro veces superior a la del varón). Esta frecuencia más elevada se debe sobre todo, como ya hemos comentado, a su mayor esperanza de vida con respecto a los hombres. Por otra parte, las mujeres tienen una cantidad de tejido óseo menor que los hombres (sus huesos son menos voluminosos), lo cual hace que las pérdidas den lugar a la enfermedad con mayor facilidad que en los hombres. Además, la falta de hormonas femeninas (estrógenos) que se produce a partir de la menopausia también es un factor muy importante. El riesgo es mayor si la menopausia se produce a una edad temprana y en aquellas mujeres jóvenes con períodos de amenorrea (falta de menstruación) por problemas ginecológicos u hormonales.

- ***La excesiva delgadez.*** Aunque esto no significa que el sobrepeso sea saludable, debe evitarse la obesidad, pero también la excesiva delgadez, e intentar alcanzar el peso ideal a través de una alimentación equilibrada y correcta, tanto en calidad como en cantidad.

- ***La inmovilización prolongada.*** Ya sea por enfermedad, sedentarismo u otra circunstancia. El ejercicio constituye un estímulo para la formación y fortaleza del hueso. La falta de ejercicio físico es un factor que puede desarrollar y perpetuar la osteoporosis.

- ***Determinados medicamentos.*** Especialmente los corticoides, que se utilizan en el tratamiento de larga duración de muchas enfermedades. También la heparina.

- ***El consumo excesivo de tabaco, alcohol y café.*** Se ha observado una mayor frecuencia de osteoporosis en personas con un consumo excesivo de estos productos.

Hace tiempo que los investigadores observan una relación entre la osteoporosis y la arteriosclerosis; en este sentido, muchos enfermos de osteoporosis desarrollan también esta enfermedad.

Los expertos en la materia piensan que los trastornos del riego sanguíneo que produce la arteriosclerosis también pueden afectar al hueso. Dado que los huesos son tejidos vivos, necesitan que les llegue suficiente cantidad de sangre para recibir oxígeno y sustancias nutritivas. Si los vasos sanguíneos están medio taponados por la arteriosclerosis, no les llega la sangre suficiente y se desarrollan mal.

FACTORES DE RIESGO

Algunas personas son más propensas que otras a padecer osteoporosis. Los factores de riesgo son aquellas circunstancias que aumentan las probabilidades de desarrollar la enfermedad. Los principales factores de riesgo de padecer osteoporosis son:

- Ser mujer.
- Haber pasado la fase menopáusica (la pérdida de estrógenos tras la menopausia es uno de los principales factores de riesgo).
- Tener una menopausia precoz (natural o por extirpación quirúrgica de los ovarios), antes de los 45 años.
- Tener una constitución menuda.
- Ser de origen europeo o asiático.
- Tener antecedentes familiares de osteoporosis.
- No hacer suficiente ejercicio físico.
- Seguir una dieta alimenticia con un aporte de calcio insuficiente.
- Tomar poco o nada el sol, o seguir una dieta insuficiente en vitamina D.
- Consumir sal en exceso.
- Consumir cafeína en exceso (más de tres tazas de café, té o cola al día).
- Consumir alcohol en exceso (más de dos vasos al día).
- Fumar.
- Haber seguido tratamientos prolongados con determinados fármacos: medicamentos para el tiroides, corticoides o antiácidos, heparina.
- Padecer hipertiroidismo.

Por razones que se desconocen, algunas personas que no poseen factores de riesgo también pueden desarrollar la enfermedad.

CONSECUENCIAS DE LA OSTEOPOROSIS

La fragilidad de los huesos que produce la enfermedad hace que se rompan fácilmente. Por lo tanto, la fractura es la principal consecuencia de la osteoporosis. No todos los huesos se vuelven porosos en la misma proporción, porque unos están más sometidos que otros a presiones debidas al movimiento. Esto hace que no todos los huesos de nuestro esqueleto tengan las mismas probabilidades de romperse cuando se debilitan. Los más afectados por las fracturas osteoporóticas son:

- Las vértebras
- La muñeca
- El cuello del fémur

Estas fracturas constituyen un grave problema de salud pública, puesto que afectan principalmente a personas ancianas que ven reducida su movilidad y a menudo tienen dificultades para llevar a cabo una correcta rehabilitación. Por otra parte, si permanecen mucho tiempo en la cama, pueden padecer otro tipo de trastornos, como úlceras debidas a la presión sobre la parte inferior de la espalda o en los talones, e incluso problemas más graves como una embolia pulmonar, etc. Además, las fracturas pueden dar lugar a deformidades responsables de trastornos funcionales más o menos importantes.

Las deformidades constituyen otra consecuencia importante de la enfermedad. Las vértebras experimentan pequeñas fracturas, a veces indoloras y que pasan inadvertidas, que poco a poco deforman la columna vertebral. La propia deformación puede dar lugar a otros problemas: dificultad para respirar por compresión de los pulmones, dolor por compresión de las estructuras vecinas o de los nervios, sobrecarga de otras articulaciones (rodilla, cadera) como consecuencia de una columna desviada, entre otras.

EL COSTE SOCIAL DE LA OSTEOPOROSIS

Además de las consecuencias físicas y de calidad de vida que se ven obligados a padecer los enfermos de osteoporosis, también de esta enfermedad se derivan toda una serie de consecuencias que suponen un coste social considerable.

Existen casi 600 millones de personas mayores de 65 años en el mundo. En España, en 1999, la población mayor de 65 años era del 15,4 %; será de un 19,6 % en el 2020 y alcanzará un 31,5 % en el 2050. Estas cifras pueden darnos una idea de la magnitud del problema. Cada vez habrá más personas mayores con problemas relacionados con la osteoporosis que la sanidad pública tendrá que afrontar con una respuesta adecuada. No se trata solamente de conseguir un buen tratamiento de las fracturas y el dolor, sino de proporcionar los medios para una adecuada rehabilitación y asumir los costes derivados de contar con una población con problemas de movilidad, más o menos importantes. No hay que olvidar tampoco el aspecto preventivo, que es el más importante de todos, ya que permite disminuir la incidencia de esta enfermedad potencialmente incapacitante.

Cuánto le cuesta a la sociedad la osteoporosis. Por una parte, cada vez hay una cantidad mayor de ancianos con problemas de **hospitalización**, que precisan **tratamiento y rehabilitación**; una necesidad cada vez mayor de **adaptación de las estructuras arquitectóni-**

cas a personas con problemas de movilidad; **personas** ancianas sin una familia que se haga cargo de ellas y que viven **solas o que necesitan una residencia** adecuada a sus problemas de salud; **familias que necesitan ayuda especializada** para cuidar de un anciano en su domicilio. Y un largo etcétera.

También hay un coste psicológico: **la disminución de la calidad de vida de estos enfermos** disminuye en gran medida **su autoestima**, especialmente si la recuperación de una fractura o las deformidades no les permiten alcanzan una movilidad adecuada y no pueden valerse por sí mismos.

La mortalidad de esta enfermedad no es despreciable: las fracturas de cadera matan al 10 a 20 % de los enfermos en los seis primeros meses después de la fractura, y al 37 % de los enfermos durante el primer año. El 25 % de los fracturados quedará con una incapacidad total y el 50 % parcial.

Este es el coste social y psicológico de la enfermedad, pero también se traduce en un coste económico, que la sociedad debe asumir. Un coste no sólo sanitario y una inversión en infraestructuras, que lo perfila como un coste curativo pero además, y sobre todo, preventivo.

SÍNTOMAS

Los norteamericanos llaman a la osteoporosis «el asesino silencioso» porque la mayoría de las veces la pérdida de masa ósea se produce sin síntomas. Las personas que padecen la enfermedad pueden no saber que la tienen hasta que sus huesos son ya tan débiles que un tirón, un golpe o una caída producen una fractura. Muchas veces ni siquiera es necesario que se produzca un traumatismo, sino que el hueso se rompe espontáneamente. Es muy típica la fractura de cadera en personas mayores: primero se rompe el hueso y, como consecuencia, la persona cae al suelo.

A veces, el médico descubre la presencia de una osteoporosis en una radiografía realizada por otra causa. Quizá nunca se produzcan síntomas, ni siquiera una fractura, aunque la masa ósea esté muy disminuida. De hecho, esto es lo que ocurre en la mayoría de los casos.

Sin embargo, otras veces la enfermedad produce síntomas, que son de tres tipos: dolores óseos, fracturas y deformaciones.

DOLORES ÓSEOS

Se trata de un dolor importante que muchas veces se debe a pequeñas fracturas en el seno del hueso enfermo. Con frecuencia se confunde con un dolor reumático y se trata sin hacer ninguna radiografía, con lo cual sigue sin conocerse su verdadera causa.

Los dolores más típicos son los que tienen su origen en las vértebras; las pequeñas fracturas que se producen en su interior hacen que la vértebra se hunda y disminuya su altura, produciendo una compresión de las estructuras que hay a su alrededor. Esto da lugar a un dolor muy intenso que se origina en la vértebra lesionada y corre en cinturón hacia la parte delantera del cuerpo. El enfermo tiene dificultades para moverse, se queda rígido y siente un dolor muy fuerte ante cualquier movimiento, incluso la tos y el estornudo.

Otras veces el dolor es más sordo y soportable, y se alivia con el reposo. Los especialistas clasifican el dolor según una escala del 1 al 5 para valorar las repercusiones de la osteoporosis sobre la vida diaria del enfermo, como se expresa a continuación.

DOLOR	REPERCUSIÓN EN LA VIDA DEL ENFERMO
Grado 0	el enfermo puede hacer vida normal.
Grado 1	el dolor le impide realizar ejercicios importantes.
Grado 2	el dolor le impide realizar las actividades cotidianas.
Grado 3	puede caminar, pero debe permanecer en la cama más de 12 horas al día.
Grado 4	debe permanecer sentado o en la cama.
Grado 5	no puede levantarse de la cama.

FRACTURAS

En este caso, se trata de verdaderas fracturas de todo el hueso, no como en el caso anterior en que solamente se rompen una serie de trabéculas del interior del hueso. Son fracturas como las que se producen en caso de accidente, pero ahora el «accidente» es muy pequeño, e incluso puede no llegar a producirse. El simple hecho de levantarse de una silla, el leve traqueteo del coche o un movimiento en falso al subir el bordillo de la acera pueden ser motivo suficiente para que se produzca la fractura en un hueso osteoporótico.

Los huesos que con mayor frecuencia se rompen son: las vértebras, los huesos de la muñeca (cúbito y radio) y el cuello del fémur.

Las fracturas vertebrales dan lugar a una disminución de la estatura, porque se produce un aplastamiento de la columna vertebral. Como hemos dicho antes, producen dolores a veces muy importantes. Este tipo de fractura sobreviene casi por igual en hombres y en mujeres, aunque son algo más frecuentes en las mujeres, a partir de los 70 años.

La fractura de cúbito y radio («fractura de Colles») se produce con mayor frecuencia en mujeres entre los 50 y los 65 años. Suele producirse al apoyar la mano en el suelo con motivo de un tropezón.

La fractura del cuello del fémur es dos veces más frecuente en mujeres que en hombres, especialmente a partir de los 80 años.

DEFORMACIONES

Son típicas las deformaciones que se producen en la columna vertebral con motivo de las fracturas vertebrales. Dado que las vértebras se aplastan y deforman, se produce una joroba más o menos importante. Otras veces, esta joroba se acompaña de una deformación lateral, es decir, una escoliosis. Y por último, a veces coexisten todas estas deformidades, de forma que todo el tórax queda deformado e incluso el enfermo puede tener dificultades para mantener recta la cabeza.

Por supuesto que no todos los enfermos de osteoporosis llegan a tener deformidades tan importantes; quizá la enfermedad se manifieste solamente por una pérdida de estatura, o una pequeña desviación de la columna.

Estas deformaciones no sólo tienen consecuencias estéticas. Si son importantes, pueden producir dificultades de movilidad e incluso problemas para respirar.

DIAGNÓSTICO

Como ocurre en todas las enfermedades, el diagnóstico de la osteoporosis es un proceso que consta de varias partes. Primero hay que pensar en ella y, una vez el médico o el enfermo tienen la sospecha de que podría tratarse de esta enfermedad, se siguen una serie de pasos que conduzcan a asegurar sin ninguna duda que el paciente padece una pérdida de masa ósea. Sin embargo, el problema de esta enfermedad es que, cuando aparecen síntomas, ya se encuentra muy avanzada. Por lo tanto, lo interesante es detectarla cuando todavía está en fase inicial: trataremos este aspecto en el apartado sobre la prevención. Aquí hablaremos del diagnóstico cuando ya han aparecido los síntomas.

Los pasos que se siguen para hacer el diagnóstico son los siguientes:

1. Estudiar los síntomas del paciente y hacerle un examen físico. Como hemos visto antes, los síntomas y signos son básicamente tres: dolores óseos, deformidades y fracturas. El examen clínico que realiza el médico, así como la historia clínica, no permiten asegurar que el paciente tenga osteoporosis, pero sí que podría tenerla. Esta sospecha es el detonante para hacer otras pruebas. Es imprescindible que el médico realice una buena historia clínica, que debe incluir muchas preguntas sobre las enfermedades que han padecido sus padres e incluso sus abuelos, las enfermedades que ha padecido anteriormente el propio enfermo y los trastornos que tiene actualmente. El examen debe valorar, sobre todo, la movilidad de las diversas articulaciones y el dolor, así

como las posibles deformidades sugestivas de la enfermedad.

2. Practicar las radiografías que sean necesarias, según los síntomas del enfermo. Este examen permite observar los signos típicos de las deformidades de la columna vertebral, así como las fracturas. También detectan la disminución de la masa ósea, aunque de forma imperfecta y no definitiva. El principal problema de las radiografías es que detectan la enfermedad demasiado tarde, cuando ya se ha perdido más del 30 % de la masa ósea, es decir, cuando la enfermedad ya ha avanzado mucho. Lo interesante para frenar su progresión es detectarla en su inicio.

3. Realizar un estudio de la densidad mineral ósea (DMO) o densitometría. Puede realizarse por diferentes técnicas, todas ellas indoloras y cómodas para el paciente, y es la forma actual de diagnosticar la enfermedad, tanto si ya han aparecido los síntomas como si se trata de detectarla antes de que sea demasiado tarde. Más adelante explicaremos detalladamente en qué consiste la densitometría.

4. Hacer un análisis de sangre para valorar los niveles de los minerales que forman parte del hueso (principalmente calcio y fósforo), así como de otros elementos que pueden hacer pensar en un trastorno del metabolismo óseo (fosfatasas alcalinas, vitamina D, etc.).

5. Practicar una biopsia de un hueso (generalmente, de la cresta ilíaca, que es el hueso que se palpa en la parte superior de la cadera). Esta será la prueba definitiva, –aunque generalmente no es necesaria–, y demostrará que el tejido óseo ha perdido calidad y presenta todos los signos de la osteoporosis.

TRATAMIENTO

Cuando la enfermedad ya se ha desarrollado, no hay ningún tratamiento capaz de devolver al hueso toda la masa que ha perdido, aunque sí se puede aumentar en cierto grado. Lo más importante, en este caso, será impedir que la enfermedad siga avanzando, evitar las fracturas y deformaciones y aliviar el dolor del enfermo.

Tanto la medicina ortodoxa como las medicinas complementarias disponen de medios para ello. Analizaremos las medidas terapéuticas más importantes.

MEDICINA ORTODOXA

La medicina ortodoxa puede actuar de diferentes formas para recuperar la máxima cantidad posible de la masa ósea perdida. A continuación se exponen los principales tratamientos farmacológicos para tratar la osteoporosis.

El tratamiento hormonal sustitutivo

Como hemos visto anteriormente, la disminución de las hormonas sexuales femeninas que sufre la mujer cuando llega a la menopausia es uno de los factores que favorecen la aparición de la osteoporosis. Este es el motivo por el cual la medicina ortodoxa administra estas hormonas a través de medicamentos con la intención de disminuir la pérdida ósea. Es el denominado «tratamiento hormonal sustitutivo» y no sólo se emplea para prevenir o tratar la osteoporosis, sino también para el tratamiento de otros síntomas de la menopausia, como sofocos, depresión, malestar, pérdidas vaginales de sangre, etc., así como para reducir el riesgo de padecer enfermedades cardiovasculares.

Los estrógenos pueden ralentizar o detener la pérdida de masa ósea y, si el tratamiento con estrógenos empieza en la menopausia, pueden reducir el riesgo de fracturas de cadera hasta en un 50 %. Muchas mujeres posmenopáusicas se deciden a realizar este tratamiento hormonal debido a su efectividad en la prevención de la osteoporosis, así como para aliviar algunos de los síntomas de la menopausia.

Algunas mujeres dudan sobre la utilización de suplementos de estrógenos debido a las numerosas consecuencias que se han asociado a su uso a largo plazo. Por otra parte, si el tratamiento hormonal sustitutivo no se hace de forma continua, se produce la pérdida de masa ósea. Algunos estudios demuestran que las mujeres que han tomado estrógenos durante al menos siete años entre el principio de la menopausia y los 75 años, tienen un 50 % menos de riesgo de fracturas. Sin embargo, si el tratamiento empieza después de los 75 años el riesgo es el mismo que para aquellas personas que no tomaron nunca estrógenos.

Los estrógenos actúan disminuyendo la destrucción de hueso, pero no son capaces de favorecer la formación de hueso nuevo allí donde se ha perdido; por lo tanto, lo único que hacen es evitar que la enfermedad empeore.

Este tratamiento debe iniciarse lo antes posible después de la menopausia (lo ideal es dentro de los 3 años siguientes a la retirada de la regla). Puede emplearse un tratamiento con estrógenos (dietilestilbestrol o etinilestradiol), al que suele añadirse un progestágeno (lo que reduce el riesgo de cáncer del interior del útero), durante 3 semanas al mes, y en la cuarta semana de descanso aparece una pequeña hemorragia vaginal (como la regla); también puede realizarse un tratamiento continuo, que no da lugar a hemorragia.

La administración también es variable: en forma de comprimidos, de gel o de parches para aplicar en la piel, y también como inyección periódica.

A pesar de sus claras ventajas, este tratamiento también tiene sus inconvenientes, que han hecho que muchos médicos estén radicalmente en contra de aplicarlo a todas las mujeres posmenopáusicas. Los más importantes son el ligero aumento de las posibilidades de padecer un cáncer del interior del útero y también un cáncer de mama. Es un riesgo pequeño, pero que debe tenerse muy en cuenta.

Calcio

Parece lógico pensar que si la osteoporosis se debe a una pérdida de calcio en los huesos (además de otros minerales), administrando este calcio que se pierde, se solucionará el problema. Desgraciadamente, las cosas no son tan sencillas y solamente en algunos enfermos, el calcio produce algún efecto. Sin embargo, casi siempre se administra, asociado a otros medicamentos. La dosis habitual es de 1 a 1,5 g de calcio al día, por vía oral.

Calcio y vitamina D

En personas ancianas y cuando existe alguna enfermedad que hace que el calcio no se absorba bien en el intestino, es conveniente administrar el calcio asociado a la vitamina D, para mejorar su eficacia. Suele ser eficaz especialmente en personas ancianas que toman poco el sol y no se alimentan adecuadamente, y quizá su dieta tiene pocas vitaminas y minerales. En estos casos, además de administrar calcio y vitamina D, habrá que corregir las deficiencias en la alimentación y en el tipo de vida.

Calcitonina

Es una hormona que reduce la pérdida de masa ósea actuando sobre células existentes en el hueso que lo van destruyendo poco a poco. Estas células son necesarias –junto con otras que fabrican hueso nuevo–, para el crecimiento y la remodelación ósea, pero cuando las células destructoras trabajan más que las formadoras de hueso, aparece la enfermedad. La calcitonina hace que las células destructoras trabajen menos, y también alivia el dolor.

Actualmente, este medicamento puede administrarse en forma inyectable o por vía intranasal. Esta última representa una gran ventaja, puesto que una inyección diaria era un grave inconveniente para un tratamiento a largo plazo. Por otra parte, la vía nasal no produce náuseas como la inyectable, aunque puede llegar a producir congestión nasal y rinitis. La administración de calcitonina por esta vía se utiliza sobre todo en personas ancianas.

Bifosfonatos

Son medicamentos que disminuyen la acción de las células destructoras de hueso, por lo tanto, evitan que se siga perdiendo masa ósea. Los estudios indican que con su aplicación la masa ósea no solamente no disminuye, sino que aumenta discretamente en algunos enfermos.

Moduladores selectivos de los receptores estrogénicos

Son los medicamentos más recientes que la industria farmacéutica ha desarrollado para luchar contra la osteoporosis. Actúan como los estrógenos, pero solamente tienen acción sobre el hueso, por lo tanto, no existirían los efectos secundarios tan temidos de las hormonas femeninas sobre el útero y la mama.

Puede ser un buen tratamiento para las mujeres posmenopáusicas que no quieren someterse a los problemas del tratamiento hormonal sustitutivo o en caso de contraindicaciones del mismo. Sin embargo, también tiene efectos secundarios no despreciables, como los sofocos y el riesgo de padecer trombosis venosa.

HOMEOPATÍA

La homeopatía unicista dispone de remedios adecuados para cada enfermo en particular. Trata al enfermo en su conjunto, y no una enfermedad determinada. Por ello, el homeópata estudia los síntomas físicos y psíquicos de cada enfermo y le administra el tratamiento adecuado a sus características. Los principales remedios homeopáticos para la osteoporosis son: *Calcarea fluorica, Graphites, Petroleum, Hekla lava* y *Carbo*.

Sin embargo, la homeopatía también emplea combinaciones de remedios para tratar síntomas específicos. Aunque esta forma de actuar no es del agrado de los homeópatas unicistas, es eficaz.

FITOTERAPIA

Existen muchas plantas medicinales con propiedades remineralizantes y también plantas que contienen fitoestrógenos, es decir, sustancias con efectos similares a los estrógenos pero sin sus efectos perjudiciales. Las principales plantas remineralizantes que se pueden incluir en el tratamiento de la osteoporosis son las siguientes:

Cola de caballo

Es una planta que crece al borde de pequeños riachuelos y barrancos húmedos, y puede alcanzar un metro de altura o más. Aporta silicio, muy beneficioso para los huesos, y estimula la actividad de las células que fabrican material óseo. Además de sus efectos contra la desmineralización, tiene también propiedades diuréticas y antiinflamatorias, frena el envejecimiento de las fibras elásticas y disminuye el riesgo de padecer arteriosclerosis. Su riqueza en minerales se aprovecha para combatir la fragilidad de las uñas y de los cabellos. También tiene propiedades antihemorrágicas.

Debe prepararse una decocción con 40 o 50 gramos de planta por litro de agua. Dejar hervir durante 10 minutos a fuego lento y tomar de 3 a 5 tazas al día.

Sargazo vejigoso o encina de mar

Es un alga de 1 a 2 palmos de altura de color marrón que crece en abundancia en el Atlántico y el Cantábrico, y que se puede adquirir en tiendas especializadas. Es muy rica en minerales, lo cual la hace útil en el tratamiento de la osteoporosis, pero, además, sirve para tratar los desequilibrios hormonales. También ayuda a controlar la obesidad. Gracias a su acción digestiva, alivia el estreñimiento y los trastornos de la digestión.

Se toma en forma de infusión, con 30 gramos de la planta en 1 litro de agua; y se bebe una taza antes de comer y otra antes de cenar.

Centinodia

Es una planta que crece en casi toda la Península, en bordes de caminos, campos de cultivo y zonas sin cultivar. Como la cola de caballo, no es sólo un remineralizante útil en el tratamiento de la osteoporosis, sino que, además, posee propiedades diuréticas, depurativas, vulnerarias (cura las heridas y las llagas), es ligeramente laxante y antihemorrágica. También tiene un fuerte efecto antivírico.

Se emplea mucho en la menopausia, en forma de decocción, que se prepara hirviendo a fuego lento 60 gramos de la planta en 1 litro de agua durante 10 minutos. Se toman 3 o 4 tazas al día.

Ortiga

También tiene propiedades remineralizantes. Además, es hemostática, antianémica y ligeramente diurética. Se emplea mucho para los problemas del cabello, especialmente para su caída. Puede emplearse como verdura, hervida y sazonada con aceite y sal, como las espinacas; también se toma el agua que queda después de hervirlas (tres tazas al día); puede prepararse un jarabe filtrando esta agua y añadiendo el doble de su peso en azúcar, lo que permite conservarla durante mucho tiempo; otra forma de tomarla es bebiendo el zumo de la planta fresca, en una dosis de 100 a 125 g al día.

ACUPUNTURA

La medicina china también ha desarrollado desde hace miles de años tratamientos para luchar contra la osteoporosis. La acupuntura considera que el riñón está relacionado con los huesos y las articulaciones, por lo tanto, a través de él se puede actuar sobre el esqueleto. También existen puntos de acupuntura específicos cuya manipulación con las agujas aumenta la fijación del calcio, mejorando la masa ósea. Suele asociarse el tratamiento con agujas y moxa a otros tipos de tratamiento, especialmente la fitoterapia, y puede combinarse perfectamente con otro tratamiento, como la homeopatía o el tratamiento hormonal.

DIETOTERAPIA

Es un complemento interesante en el tratamiento de la osteoporosis, aunque por sí sola no es capaz de curarla. Sin embargo, cualquier tratamiento será ineficaz si no se proporciona al organismo los elementos necesarios para regenerar el hueso enfermo. Es fácil comprender que, por más hormonas y medicamentos que tome una persona, si no ingiere calcio y otros elementos necesarios para el hueso, estos medicamentos no podrán actuar adecuadamente.

Hablaremos con detalle de la dieta en el apartado de prevención de la osteoporosis, pero sí avanzamos que los aspectos principales son llevar a cabo una dieta rica en calcio y pobre en proteínas de origen animal.

REFLEXOLOGÍA

Esta técnica terapéutica puede actuar a dos niveles en el proceso de la enfermedad osteoporótica: la prevención y el alivio del dolor.

Se basa en la estimulación de ciertas zonas del cuerpo, la planta del pie, por ejemplo, en las que están representados de forma refleja todos los órganos y sistemas de nuestro organismo. De este modo, estimulando la zona correspondiente de la planta del pie, se obtiene un efecto en el lugar del organismo que corresponde a esta zona.

Existen puntos cuya estimulación se utiliza para tratar el dolor que produce la osteoporosis. En cuanto a la prevención, la reflexología puede colaborar con la dieta y el ejercicio físico (entre otros aspectos) mediante la estimulación general de todas las funciones orgánicas, especialmente las zonas que corresponden al sistema óseo y a las glándulas endocrinas, las encargadas de fabricar las hormonas tan necesarias para la salud del hueso.

COMPLICACIONES QUE PUEDEN SURGIR

Tanto la enfermedad como algunos de los medicamentos utilizados para su tratamiento o prevención –especialmente el tratamiento hormonal sustitutivo– pueden complicarse con otros trastornos que empeoran aún más, si cabe, la calidad de vida de los enfermos.

El tratamiento medicamentoso a veces consigue que el hueso se remineralice, otras veces sólo detiene la evolución de la enfermedad y, en ocasiones, es ineficaz. Los casos de tratamiento ineficaz no son infrecuentes, sobre todo si no se ha hecho nada durante la juventud y edad madura para prevenir la enfermedad y se ha iniciado el tratamiento a una edad avanzada. En estos casos, la enfermedad sigue avanzando y pueden aparecer ciertas complicaciones, como:

- Fractura de cadera con incapacidad. Casi el 50 % de estos pacientes no pueden andar y deberán permanecer en una silla de ruedas.
- Hernia discal, como consecuencia de las fracturas vertebrales.
- Fracturas de cadera y muñeca, con dificultades para realizar las sencillas tareas de la vida cotidiana.
- Dificultades para realizar movimientos y andar debido al debilitamiento de los huesos.
- Problemas respiratorios producidos por la deformación del tórax.

Por otra parte, hay tratamientos que pueden producir como consecuencia la osteoporosis. Los principales son los corticoides y la heparina.

Un estudio aparecido en la revista *Chest*, del Colegio Americano de Neumólogos, asegura que los hombres con enfermedades pulmonares crónicas tienen cinco veces más posibilidades de desarrollar osteoporosis que aquellos que no padecen este tipo de dolencias.

Las personas sometidas a una terapia con glucocorticoides –un tratamiento habitual para enfermedades como la bronquitis crónica–, el enfisema pulmonar o el asma, tienen nueve veces más posibilidades de desarrollar una osteoporosis.

Las mujeres sometidas a un tratamiento hormonal sustitutivo en la menopausia, tanto si este tratamiento se realiza a causa de un riesgo de osteoporosis como si pretende tratar los síntomas de la menopausia, deben realizarse periódicamente mamografías y exámenes pélvicos, puesto que tienen mayor riesgo que las que no lo toman de padecer un cáncer de mama o del interior del útero (endometrio).

EJERCICIOS DE GIMNASIA PARA ENFERMOS DE OSTEOPOROSIS

Los enfermos que ya padecen osteoporosis y tienen dolores suelen hacer poco ejercicio. Aunque algunos no pueden hacerlo porque se encuentran imposibilitados por la enfermedad, otros sí que pueden. El ejercicio puede ayudarles mucho a aliviar el dolor y disminuir, en cierta medida, el riesgo de fracturas.

Esta pequeña obra no pretende más que esbozar algunas nociones básicas sobre algunos ejercicios de gimnasia que pueden resultar adecuados para enfermos de osteoporosis. Pero se recomienda que quienes padezcan osteoporosis acudan a la consulta de un especialista que aplicará los ejercicios que resulten más adecuados a cada persona.

No obstante lo expuesto, los ejercicios que se comentan a continuación, aunque están especialmente pensados para quienes ya padecen esta dolencia, también son adecuados para las personas que quieren prevenir esta enfermedad.

El objetivo de los ejercicios es poner a trabajar a los huesos sometiéndolos a cierta actividad para que fabriquen más sustancia ósea. También pretenden que el enfermo no pierda la capacidad de movimiento de sus articulaciones y músculos, así como aliviar el dolor.

Al hacer deporte o ejercicio, una persona con osteoporosis debe evitar:

- Realizar movimientos violentos y bruscos.
- Hacer esfuerzos excesivos y demasiado duraderos, como una maratón.
- Los ejercicios con riesgo de lesiones, como el rugby o el fútbol.
- Los ejercicios de gimnasia que requieran doblar la espalda.

Es suficiente realizar los ejercicios tres veces a la semana durante media hora, pero es mejor hacerlo con mayor frecuencia. Lo ideal es combinar la gimnasia con largos paseos, mejor si son al aire libre –recordemos los beneficios del sol para los huesos– o con otros deportes suaves, como el tenis, el ping pong, la natación, el footing, etc. También es muy recomendable el baile.

Preparación para el ejercicio

Antes de empezar a hacer los ejercicios de gimnasia, siempre hay que hacer un calentamiento de los músculos, para prepararlos adecuadamente y disminuir así el riesgo de lesiones. Algunos ejercicios de estiramiento o de fricción pueden ser útiles para ello.

Ejercicios para las caderas y las piernas

Se realizan de pie delante del borde de una mesa.

1. Colóquese junto a una mesa, un poco separado, pero tocándola con las manos. Inclínese hasta tocar el borde de la mesa, a la vez que contrae y estira los músculos de las nalgas y las piernas. Empuje con la pelvis el borde de la mesa. Luego, sepárese un poco más, hasta que encuentre la distancia que le permita hacer el ejercicio sin levantar los talones del suelo. Repítalo diez veces. (Ver figura 1).

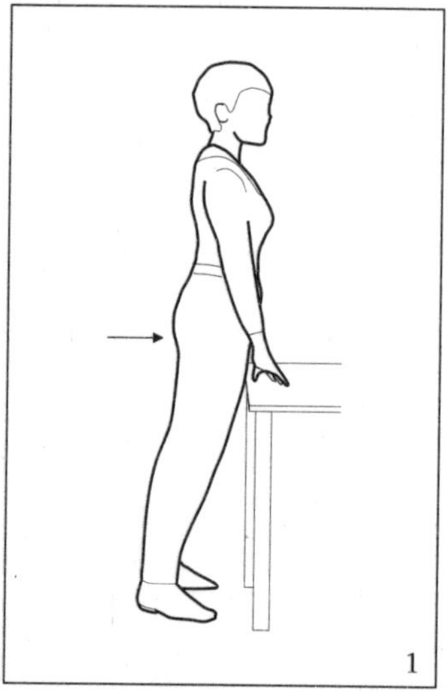

1

2. Apoye los antebrazos sobre la mesa manteniendo la espalda recta y las rodillas flexionadas. A continuación, lleve una pierna hacia atrás y apoye el pie en el suelo. Levante el talón del suelo de forma que la pierna se apoye sólo en la punta del pie. Vuelva a apoyar

toda la planta del pie en el suelo. Repita el ejercicio diez veces con cada pierna. (Ver figura 2).

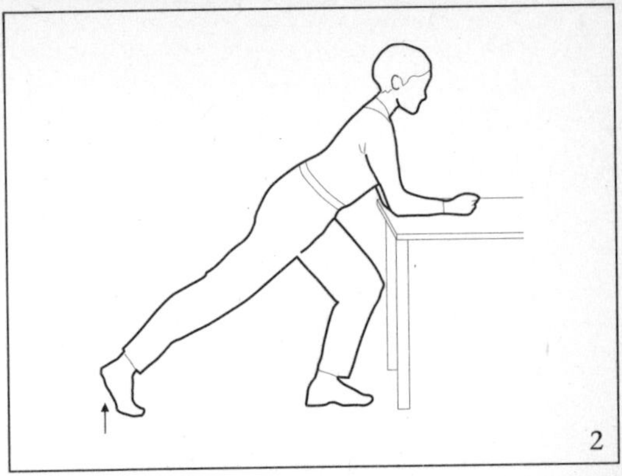

2

3. En la misma posición del ejercicio anterior, siempre manteniendo la espalda recta, lleve una pierna hacia atrás y realice movimientos a derecha e izquierda con ésta en el aire. Hágalo diez veces con cada pierna. (Ver figura 3).

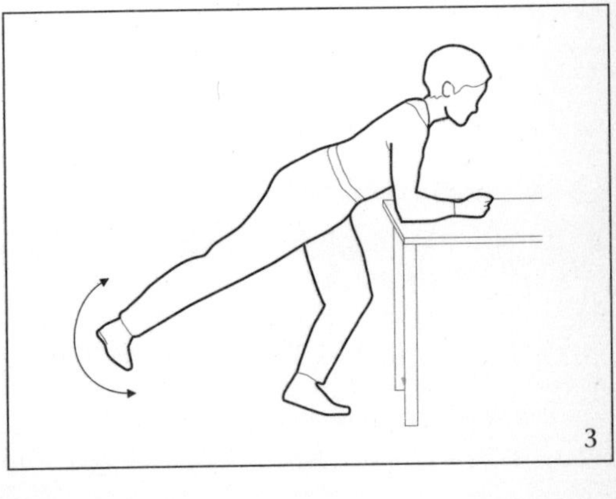

3

4. Colóquese de espaldas a la mesa. Sujétese con las manos al borde y póngase de puntillas. Mantenga la posición apoyándose sobre las puntas de los pies durante unos segundos y descienda. Repita el ejercicio diez veces. Después, sujétese sólo con una mano en la mesa y levante el otro brazo hacia arriba, al mismo tiempo que se pone de puntillas. Repita este ejercicio diez veces. (Ver figura 4).

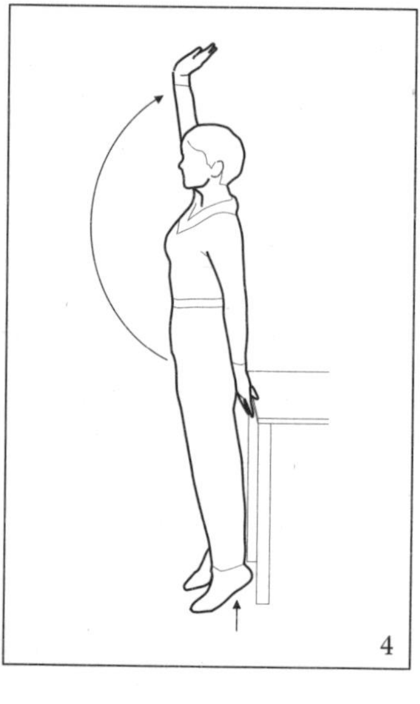
4

Ejercicios para los brazos y las manos

(Estos ejercicios también se hacen apoyándose en el borde de una mesa.)

1. Siéntese delante de la mesa. Apoye el brazo sobre la mesa con la mano colgando hacia fuera. Repose la otra mano sobre el dorso de la primera haciendo un poco de fuerza hacia abajo (ver figura 5). A continua-

ción, levante la mano que está debajo, a la vez que opone un poco de resistencia con la otra (ver figura 6). Repita el ejercicio treinta veces con cada mano.

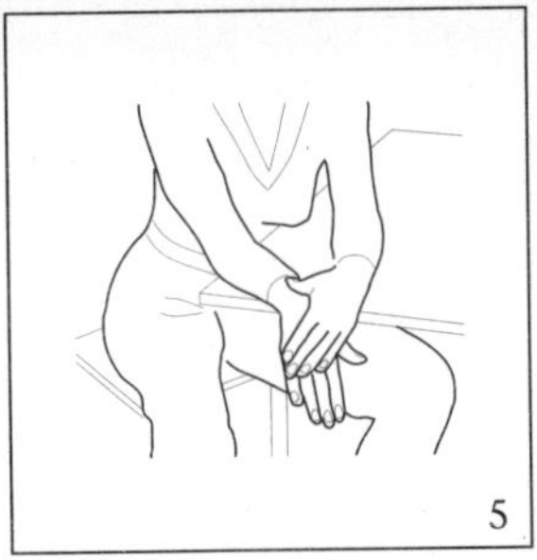

5

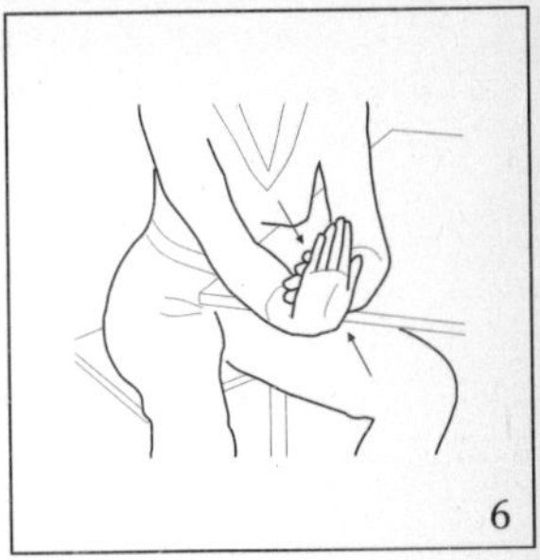

6

2. Doble los dedos de las dos manos (todos menos el pulgar) y agárrese una mano con la otra. Tire con las dos manos hacia fuera, como si quisiera soltar los dedos. Aguante unos segundos la fuerza y relaje los dedos (ver figura 7). Repita el ejercicio treinta veces.

3. Ponga una mano plana sobre la otra. Gire el antebrazo que está debajo, y haga fuerza con la otra mano para impedir este movimiento. Repita el ejercicio diez veces con cada mano (ver figura 8).

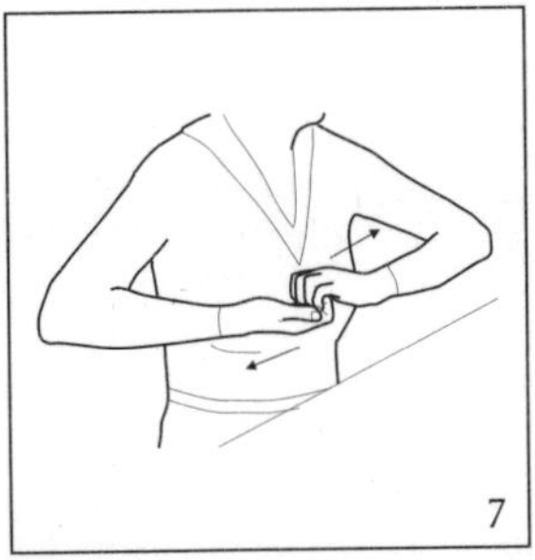

7

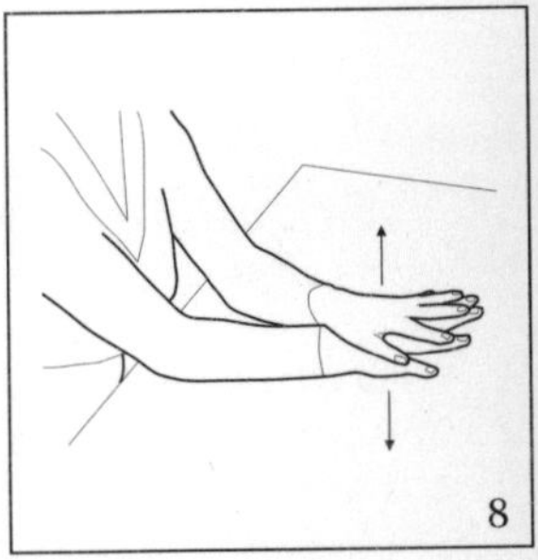

8

4. Apoye el codo flexionado sobre la mesa, de modo que la mano mire hacia usted. Coloque la otra mano sobre la muñeca haciendo fuerza hacia la mesa y, con el otro brazo, resista la presión en sentido contrario (ver figura 9). Repita el ejercicio diez veces con cada brazo.

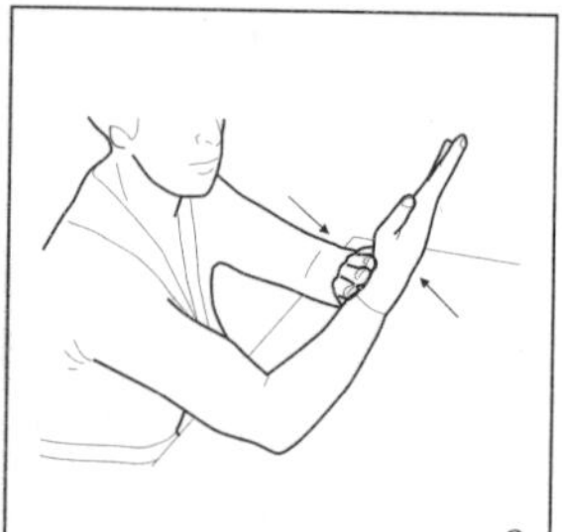

9

Ejercicios para la columna vertebral

(Estos ejercicios se hacen bajo el marco de una puerta o delante de una pared.)

1. Siéntese con las piernas cruzadas bajo el marco de una puerta sobre una alfombra o un cojín. Apoye los antebrazos y las palmas de las manos a ambos lados del marco y haga presión con los brazos hacia el marco. Aguante la presión durante unos segundos y descanse. Repita el ejercicio diez veces. A continuación, haga el mismo ejercicio pero esta vez apoyando el dorso del antebrazo y de la mano en lugar de la palma (ver figura 10). Repítalo otras diez veces.

2. En la misma posición del ejercicio anterior, haga presión con los brazos y las palmas de las manos sobre el marco a la vez que estira una pierna hacia delante. Dóblela de nuevo y sujete fuerte el tobillo con la mano

del lado contrario. Intente estirar la pierna oponiendo resistencia con el brazo. Vuelva a colocarse en la posición inicial y repita el ejercicio diez veces con cada pierna (ver figura 11).

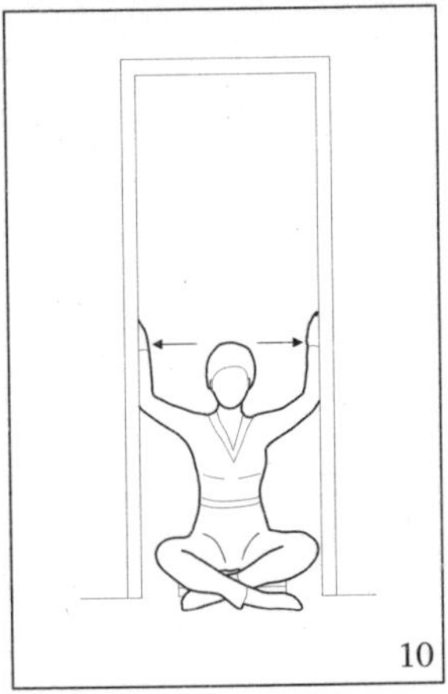

10

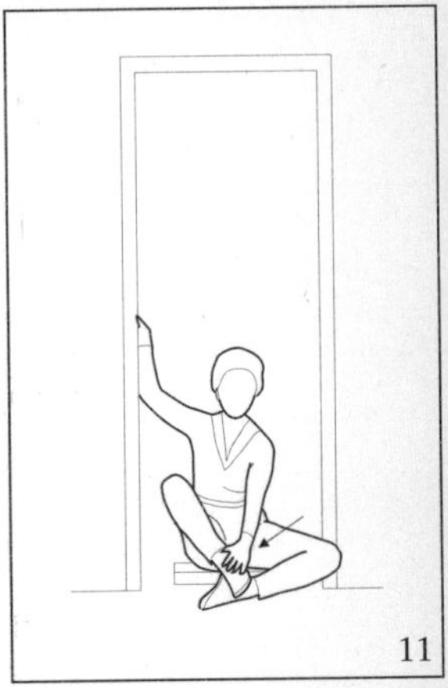

11

3. Colóquese de cara al marco de la puerta con las piernas cruzadas y la espalda bien recta. Apoye los dos brazos en el marco de forma que las manos queden por encima de la cabeza. Respire despacio y estire bien la espalda con cada inspiración. Repita el ejercicio diez veces (ver figura 12).

4. En la misma posición del ejercicio anterior, coloque un brazo levantado por encima de la cabeza y apoye la mano en la parte externa del marco que tiene delante. Coloque el otro brazo hacia abajo y apoye la mano en la cara contraria del marco que hay detrás de usted. Haga presión con las dos manos sobre el marco durante unos segundos, y después relaje la presión. Repita el ejercicio diez veces (ver figura 13).

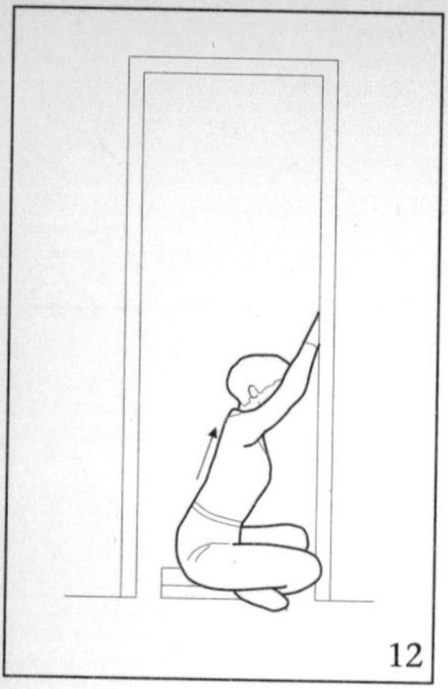

12

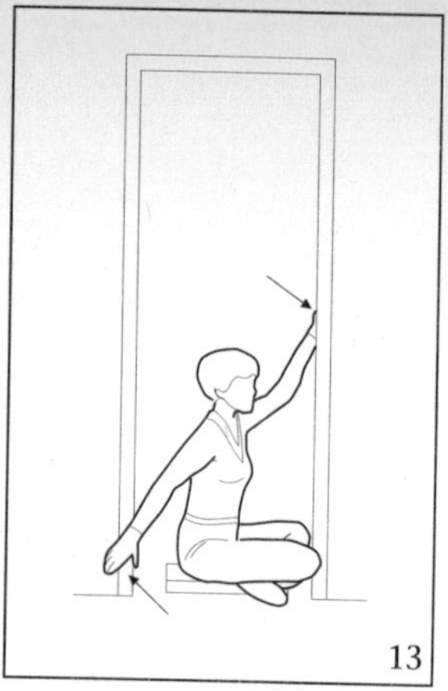

13

Hay otros muchos ejercicios adecuados para fortalecer los músculos y los huesos de los pacientes que padecen osteoporosis. Aunque cada enfermo puede realizar aquellos que le parezcan más adecuados –como ya hemos sugerido anteriormente–, es conveniente consultar al médico antes de empezar un programa de ejercicios, especialmente si nunca se ha hecho deporte.

PREVENCIÓN

Como ocurre con otras enfermedades, la manera más adecuada de enfrentarse a la osteoporosis es desde la perspectiva de la prevención. Cuando la pérdida de masa ósea ya se ha producido, es difícil, y a veces incluso imposible, recuperarla; los tratamientos no están exentos de efectos secundarios, en ocasiones importantes y las consecuencias de la enfermedad, las fracturas y deformidades, pueden convertir una edad madura y una vejez que podrían ser felices, en un verdadero tormento.

Para prevenir la enfermedad, primero hay que ser conscientes de que puede producirse, y la osteoporosis se olvida con mucha frecuencia, sobre todo cuando deberían empezar a aplicarse las medidas preventivas, es decir, en la juventud y, sobre todo, en la edad madura, que es cuando el estilo de vida y la alimentación sientan las bases de lo que será el futuro de nuestros huesos.

A lo largo de la vida, **la ingesta de calcio** en la dieta es esencial para la formación y el mantenimiento de los huesos. La vitamina D, que ayuda a la absorción del calcio, también es muy importante. Por eso, la dieta es el principal elemento a tener en cuenta en la prevención de la osteoporosis.

Otro factor muy importante es hacer **ejercicio físico** de manera regular. Hay múltiples estudios que demuestran que el ejercicio refuerza los huesos. Por ejemplo, un trabajador que carga mucho peso desarrolla su musculatura, porque la utiliza; un estudiante que se pasa el día estudiando desarrolla sus facultades mentales, porque las utiliza.

Pensemos, por ejemplo, en los astronautas, que pasan mucho tiempo en una nave espacial sin gravedad. En estas condiciones, su cuerpo casi no pesa nada y no tiene que hacer demasiados esfuerzos para desplazarse; cuando los astronautas regresan a la Tierra después de algunos meses, sobre todo si no han hecho los ejercicios adecuados, sus huesos han perdido mucho calcio y existe un gran peligro de fractura. Por eso suelen llevarlos en silla de ruedas cuando salen de la nave espacial.

Éste y otros ejemplos ilustran que es necesario hacer ejercicio, porque el ejercicio exige al hueso que se haga resistente, y el hueso responde aprovechando al máximo los elementos que le llegan a través de la alimentación y fabrica material óseo de mayor calidad. Por otra parte, quizá una de las causas principales del aumento de la osteoporosis en nuestra sociedad es, precisamente, el sedentarismo: si los huesos y los músculos no se utilizan, tampoco se desarrollan.

El ejercicio moderado debe iniciarse ya durante la infancia y la adolescencia, y continuarse durante toda la vida. En la edad madura y la vejez, lo mejor es hacer un ejercicio suave y continuado, como pasear una hora a diario al aire libre, y practicar cada día los ejercicios recomendados por el médico. Son especialmente recomendables los ejercicios de fuerza –las actividades que requieran soportar el peso del propio cuerpo– como caminar, correr, bailar y los deportes como el bádminton, los bolos, el tenis o el baloncesto.

La mejor manera de prevenir la enfermedad, como hemos dicho en repetidas ocasiones, es contribuir a un buen desarrollo de los huesos en la infancia, la adolescencia, la juventud y la madurez, a través de **una dieta adecuada** y exenta de sustancias tóxicas, ejercicio físico regular y exposición moderada al sol.

La dieta debe ser equilibrada, rica en **calcio** y en **vitamina D**. Como cada día se pierde calcio a través de la orina o el sudor, si las necesidades de calcio son superiores al aporte del mismo, se produce una pérdida de la reserva de calcio, que se encuentra fundamentalmente en los huesos. Se considera que los niños deben consumir un mínimo de 800 mg de calcio al día, los adultos 1 000 mg y 1 200 mg las mujeres embarazadas, las madres que están dando de mamar a sus bebés y las mujeres que han llegado a la menopausia. Por otra parte, hay estudios que demuestran que en la edad madura una dieta rica en proteínas, especialmente de origen animal, favorece la pérdida de masa ósea; si tenemos en cuenta que los adultos, y especialmente los ancianos, no necesitan tantas proteínas como en la infancia y la juventud, nos daremos cuenta de la importancia de disminuir la ingesta de carnes en beneficio de las verduras y frutas.

Una técnica de diagnóstico especialmente indicada en las mujeres que tienen factores de riesgo es **la densitometría**. Se realiza generalmente al llegar a la menopausia, aunque lo ideal es hacer la primera hacia los 45 años. Con esta prueba, el médico conocerá la calidad de la masa ósea de la mujer, y ésta sabrá a qué atenerse cuando llegue a la menopausia. En ciertos casos, está indicada la repetición de la densitometría, pero no antes de un año.

Como su nombre indica, la densitometría mide la densidad de la masa ósea, es decir, si el hueso tiene mucha o poca cantidad del tejido resistente y duro que lo caracteriza. La técnica consiste en hacer pasar radiaciones (como en una radiografía) a través de la zona del cuerpo de la persona que se quiere estudiar y medir el porcentaje de estas radiaciones que los huesos dejan pasar. Si un hueso está sano, deja pasar pocas radiaciones, en cambio, cuando los huesos presentan osteoporosis la masa ósea es menor. Esta prueba permite valorar el estado de los huesos de forma sencilla y sin molestias para el paciente.

Para saber cuál es el porcentaje que debe considerarse normal, los especialistas han estudiado la densidad ósea de la población de un área determinada y la comparan a la de un paciente con un valor que consideran normal. De esta forma, si un paciente tiene una densidad ósea muy inferior al promedio de las personas sanas de su comunidad, se considera que padece osteoporosis.

Por otra parte, algunos médicos preconizan **terapias farmacológicas** para ayudar a prevenir la enfermedad en los individuos con alto riesgo de padecer osteoporosis. Se trata de los medicamentos que hemos expuesto en el apartado correspondiente al tratamiento de la enfermedad, y que son: la terapia hormonal sustitutiva, los bifosfonatos y los moduladores selectivos de los receptores estrogénicos, principalmente. Todos ellos eben emplearse con prudencia y teniendo en cuenta sus efectos secundarios.

Otro aspecto importante a considerar es la **prevención de las fracturas y deformidades** en pacientes que ya padecen una osteoporosis.

A continuación exponemos algunas **normas prácticas para reducir el riesgo de caídas** que pueden resultar de gran utilidad para estos enfermos:

- Graduarse correctamente la vista, puede evitar muchos tropezones.
- Usar zapatos cómodos y con suela antideslizante.
- Utilizar bastón si se padece alteraciones del equilibrio y mareos frecuentes.
- Reducir al mínimo el consumo de bebidas alcohólicas.
- Evitar los medicamentos que puedan causar vértigo o somnolencia.
- Tomar suplementos de calcio diariamente.
- Dar largos paseos al aire libre.
- Evitar la vida sedentaria –estar en la cama o sentado en el sofá durante tiempo prolongado–; la tele es un gran amigo de la osteoporosis.

- Evitar los movimientos bruscos.
- Hacer una tabla especial de gimnasia cada día, previa consulta con un especialista.
- Iluminar y ordenar bien las habitaciones (por la noche, conviene dejar una luz tenue encendida en el dormitorio y en el baño).
- Mantener el suelo libre de obstáculos con los que se pueda tropezar (cables, alfombras, etc.).
- Usar los pasamanos al subir o bajar las escaleras.
- Colocar agarraderas en la pared del baño o de la ducha para sujetarse y mantener el equilibrio, y utilizar alfombrillas antideslizantes.
- Comprobar que el suelo está seco antes de pasar y, si se cree conveniente, colocar material antideslizante en la cocina.
- Acudir periódicamente al médico para conocer el estado real de los huesos.

EL CALCIO

El calcio es un mineral esencial para muchas funciones del organismo, entre ellas la regulación del ritmo del corazón, la conducción de los impulsos nerviosos, la estimulación de la secreción hormonal, la coagulación de la sangre y la formación de los dientes. Pero también es básico en el tema que ahora nos interesa: su importancia en el mantenimiento de un esqueleto sano.

La consistencia dura y resistente del hueso se debe principalmente al calcio y al fósforo, aunque también intervienen los carbonatos y el magnesio. Estos minerales junto con proteínas fibrilares y una serie de células dan lugar a los tres componentes básicos de los huesos:

- mineral: calcio y fósforo
- orgánico: proteínas
- celular: osteoblastos y osteoclastos

El organismo no puede fabricar calcio, por lo tanto, necesita adquirirlo a través de la alimentación y, aunque su aporte adecuado no garantiza el desarrollo normal de los huesos –puesto que existen otros factores–, sí que representa la base imprescindible para que el hueso se forme y se mantenga en buenas condiciones.

Cuando el esqueleto llega a su máximo nivel de desarrollo, sigue siendo importante el aporte de calcio, porque tanto los huesos como otros componentes del cuerpo –como la piel, las uñas y el cabello– pierden este precioso elemento cada día; también se elimina calcio a través de la orina y las heces.

Esta pérdida de calcio debe suplirse con una dieta adecuada. Cuando ésta no contiene suficiente calcio, el cuerpo la obtiene de los huesos, que es su zona de almacenamiento.

La Academia Nacional de las Ciencias y la National Osteoporosis Foundation de Estados Unidos, recomiendan una ingesta de calcio de 1 000 a 1 200 mg/día para los hombres y mujeres adultos. Según los expertos, los alimentos son la mejor fuente de calcio. Sin embargo, muchas personas no toman la suficiente cantidad en su dieta o tienen alguna enfermedad que impide su correcta absorción, por eso se les prescriben suplementos.

En la naturaleza, el calcio sólo existe en combinación con otras sustancias, formando compuestos. En los suplementos, se utilizan diferentes compuestos de calcio, los principales son el carbonato de calcio, el fosfato de calcio y el citrato de calcio. Estos compuestos contienen diferentes cantidades de calcio elemental. Los suplementos se pueden comprar sin receta médica y existe una gran variedad en el mercado, lo cual a veces puede llevar a confusión.

De todos modos, lo ideal es seguir una dieta sana y rica en este elemento, solamente en caso de riesgo de osteoporosis o cuando ya se ha declarado la enfermedad, es conveniente realizar un aporte suplementario de calcio. Si debemos tomar este suplemento, hay algunos aspectos del tratamiento que conviene tener en cuenta.

Pureza

Es recomendable adquirir productos de calidad reconocida. Hay que evitar el calcio procedente de la concha de ostra sin refinar o de origen óseo, ya que estas sustancias pueden contener elementos tóxicos. El médico que controle la enfermedad podrá recomendar el tratamiento con el tipo de calcio más adecuado.

Capacidad de absorción

El cuerpo humano suele absorber con facilidad la mayoría de los suplementos. Si la información del producto no especifica que es soluble, es fácil averiguarlo poniendo una tableta en una pequeña cantidad de agua caliente durante 30 minutos y removiendo de vez en cuando. Si no se ha disuelto en este tiempo, probablemente tampoco se disolverá en el estómago. Los suplementos masticables o presentados en forma líquida se absorben bien, ya que llegan disueltos al estómago. El calcio, tanto si procede de la dieta como de un suplemento medicamentoso, se absorbe mejor si se toma en cantidades de 500 mg o menos en la misma toma. Es contraproducente ingerir una dosis mayor de una sola vez.

El carbonato de calcio se absorbe mejor si se toma con la comida. El citrato de calcio puede tomarse a cualquier hora.

Tolerancia

Aunque los suplementos de calcio no suelen ocasionar trastornos a la mayoría de las personas, algunos preparados pueden producir efectos secundarios, como gases o estreñimiento. Estos problemas se pueden solucionar con una dieta rica en fibra o bebiendo más líquidos, pero si esto no soluciona el problema, conviene cambiar el tipo de preparado de calcio u optar por una dieta rica en este elemento como forma de conseguir las cantidades que el organismo necesita. Cuando se inicia la toma de suplementos, es importante ir aumentando la cantidad gradualmente: se empieza con 500 mg al día durante una semana y se aumenta progresivamente hasta la dosis recomendada.

Interacciones del calcio

Es importante consultar con el médico o el farmacéutico sobre las posibles interacciones de los suplementos de calcio. No hay que olvidar que se trata de un medicamento. Por ejemplo, los suplementos de calcio pueden reducir la absorción de la tetraciclina (antibiótico). También puede interferir en la absorción de hierro, por lo que no deben tomarse suplementos de calcio y hierro al mismo tiempo. Esto no ocurre cuando el suplemento de hierro se toma con vitamina C o citrato de calcio. Ninguna medicación debe tomarse con el estómago vacío.

Productos combinados

Muchas veces, el calcio que se administra como suplemento se encuentra combinado con otros productos, como vitaminas y otros minerales. Lo ideal es tomar los medicamentos por separado; de esta forma, es más fácil saber cuál de ellos es el responsable de algún trastorno. Sin embargo, en ocasiones, un enfermo de osteoporosis o una persona con elevado riesgo de padecerla, necesitan también vitamina D, que es necesaria para la absorción de calcio. Un aporte suplementario de calcio tampoco garantiza una total protección ante la pérdida de masa ósea en una mujer que carece de estrógenos, tanto si esta carencia se debe a la menopausia, como si ha sido necesario extirparle o anular el funcionamiento de los ovarios –que son los responsables de la fabricación de las hormonas femeninas–; en este caso, debe valorarse la conveniencia de administrar un tratamiento hormonal sustitutivo. Los suplementos de calcio tampoco cumplirán bien con su misión en el caso de sedentarismo, consumo de tabaco, alcohol o si existen trastornos patológicos en el organismo que interfieran en su absorción o incrementen su eliminación.

Necesidades de calcio en la dieta

Según recientes estudios médicos, la mayoría de los expertos están de acuerdo en que las cantidades de calcio que se deben tomar son mayores a lo que inicialmente se había pensado. Las nuevas recomendaciones establecen los siguientes valores:

- 1 000 mg al día para las mujeres premenopáusicas y las posmenopáusicas que toman estrógenos.
- 1 500 mg para las mujeres posmenopáusicas que no toman estrógenos.
- 1 000 mg para los hombres menores de 65 años.
- 1 500 mg para los hombres mayores de 65 años.

Las personas que, debido a problemas alérgicos o de intolerancia, no pueden consumir tres o más raciones de productos lácteos al día o su equivalente en otros alimentos ricos en calcio; o aquellas que ya padecen osteoporosis, deben valorar la posibilidad de tomar suplementos de calcio.

El consumo habitual de leche garantiza una ingesta suficiente de vitamina D. Las personas que no toman leche o alimentos ricos en calcio, o que no reciben a diario la luz del sol, deben tomar suplementos. La ingesta diaria recomendada de suplementos de vitamina D es de 400 UI, pero nunca se debe superar las 800 UI.

La ingesta de calcio

Una mujer adulta tiene aproximadamente unos 470 g de calcio en su cuerpo, y un hombre adulto entre 530 y 590 g. La mayor parte del calcio (el 90 %) se encuentra en el esqueleto, así como en las células y los fluidos que lo rodean.

Nuestro cuerpo pierde calcio todos los días. Lo perdemos con el sudor, el cabello, las lágrimas, las mucosidades, los jugos digestivos, la orina y las heces. Por ejemplo, si imaginamos que nuestro esqueleto es como una cuenta de ahorro que tiene calcio en lugar de dinero. Cuando no ingerimos suficiente calcio para cubrir las necesidades de nuestro organismo, éste se resta de nuestra cuenta de ahorro, que son los huesos. Entonces, como consecuencia, se produce la pérdida de masa ósea.

Según estudios recientes, las cantidades de correcta de calcio que deberían ingerirse al día son de 1 200 mg/día para niños de 1 a 10 años; 1 500 mg/día para adolescentes de 11 a 19 años; 1 500 mg/día para adultos de 20 a 30 años; 1 000 mg/día para mujeres premenopáusicas; 1 500 mg/día para mujeres posmenopáusicas que no toman estrógenos; 1 000 mg/día para mujeres posmenopáusicas que toman estrógenos; y para los hombres y mujeres de más de 65 años, 1 500 mg/día.

Es importante insistir en que la mejor manera de ingerir calcio es a partir del aporte que nos ofrecen los productos naturales.

Más adelante exponemos cuál es el contenido en calcio de algunos alimentos.

Cuando el calcio de la dieta no es suficiente para mantener la salud de los huesos, hay que tomar suplementos. La manera de determinar cuánto calcio debe tomar una persona en forma de suplementos es calcular la ingesta total de calcio con la comida y restarla de la cantidad recomendada. De esta manera sabremos qué cantidad de calcio debe tomar esta persona en forma de medicamento.

Una mujer posmenopáusica que no sigue un tratamiento hormonal sustitutivo necesita, como hemos dicho, un total de 1 500 mg de calcio al día. Si la dieta le proporciona un total de 800 mg, deberá tomar 700 mg en forma de suplemento medicamentoso. Sin embargo, lo ideal sería que esta mujer intentara incrementar el calcio que toma con la alimentación.

Las farmacias disponen de una gran variedad de suplementos que contienen calcio; muchos de ellos, además, tienen vitaminas y otros minerales. No es aconsejable tomar más cantidad de la que el cuerpo necesita, por eso siempre debe hacerse bajo control médico. Los suplementos se absorben mejor si se toman con las comidas y, según el Centro de Investigación Creighton sobre Osteoporosis, son preferibles los comprimidos masticables.

LA VITAMINA D

La vitamina D es otro elemento importante en el mantenimiento de la salud de los huesos. Se trata de una vitamina liposoluble cuya función principal es aumentar la absorción del calcio en el tubo digestivo y regular el depósito de calcio en los huesos y en los dientes. También ayuda a mantener un nivel adecuado de calcio y fósforo en la sangre.

ALIMENTO (*Según la Osteoporosis Society of Canada)	CONTENIDO EN CALCIO POR CADA 100 g
Leche pasterizada	120 mg
Leche semidesnatada UHT	125 mg
Leche en polvo	976 mg
Queso manchego semicurado	765 mg
Queso Gruyere	900 mg
Requesón	60 mg
Yogur natural	142 mg
Helados	150 mg
Nata	50 mg
Sardinas en aceite (con espina)	314 mg
Almejas, berberechos y similares en conserva	128 mg
Chanquetes y morralla (pescado entero)	250 mg
Anchoas en aceite	273 mg
Almendras sin cáscara	270 mg
Semillas de sésamo	100 mg*
Judías blancas, pintas, etc.	126 mg
Garbanzos	143 mg
Soja seca	240 mg
Tofu	130 mg*
Pan blanco	56 mg
Pan integral de trigo	58 mg
Acelgas, cardos	110 mg
Espinacas	126 mg
Brécol	56 mg
Naranja	41 mg
Plátano	7,3 mg
Lechuga	34,70 mg
Higos secos	250 mg
Carne magra de ternera	8 mg
Pechuga de pollo	22,80 mg

Existen varios tipos de vitamina D, algunos de ellos deben adquirirse con la alimentación, pero otros los puede fabricar la piel si recibe los rayos del sol; de ahí la importancia que tiene para la salud de los huesos, y para la salud en general, llevar una vida sana, en la que el aire libre y el sol estén presentes. Es mucho mejor hacer footing en el parque de nuestra ciudad o en el campo, que en la máquina de un gimnasio. Hay países con escasez de luz solar que añaden vitamina D a algunos alimentos para favorecer la absorción de calcio por el organismo.

Fuentes de vitamina D

La vitamina D se encuentra de manera natural, en pequeñas cantidades, en alimentos como la mantequilla, la nata, la yema de huevo y el hígado. Algunos pescados y aceites fabricados a partir de hígado de pescado también son buenas fuentes de vitamina D. También se encuentra en los cereales y en la leche, aunque esta última contiene muy poca cantidad de esta vitamina.

Recomendaciones

La mejor manera de tomar la cantidad necesaria de vitamina D es seguir una dieta equilibrada con gran variedad de alimentos.

La vitamina D también se fabrica en el cuerpo (en la piel) gracias de la exposición a la luz solar. De diez a quince minutos de luz solar tres veces a la semana garantizan la correcta absorción de la vitamina D. Este es uno de los motivos por los cuales en España no suelen existir problemas relacionados con esta vitamina, porque contamos con muchos días de sol al año, mientras que países como Dinamarca, Suecia o Noruega, en los que la luz solar es un bien escaso, deben añadir suplementos de vitamina D a los alimentos básicos para garantizar la salud de la población.

La cantidad recomendada de Vitamina D en la dieta de los niños, adolescentes y adultos hasta 50 años es de 200 UI. Para los adultos entre 51 y 70 años es de 400 UI, y para personas mayores de esta edad, de 600 UI. Expresadas en microgramos, estas cantidades equivalen a 5, 10 y 15 microgramos respectivamente.

Consecuencias de la deficiencia en vitamina D

La falta de Vitamina D produce el reblandecimiento de los huesos. Si esta carencia tiene lugar en la infancia, se produce una enfermedad llamada raquitismo, que consiste en una mala formación de los huesos causante de graves deformidades.

En la edad adulta, la falta de vitamina D causa una enfermedad llamada osteomalacia, que significa «reblandecimiento de los huesos». La osteoporosis no se debe, en realidad, a una falta de vitamina D pero, si la ingesta no es la adecuada, puede influir en su mantenimiento.

El exceso de vitamina D

La vitamina D puede ser tóxica si se toma en exceso, porque es liposoluble y, por lo tanto, es difícil de eliminar. Un aporte excesivo de vitamina D puede dar lugar a un aumento de calcio en la sangre, responsable de síntomas como falta de apetito, somnolencia, hipertensión, etc. y síntomas más graves que pueden conducir a la muerte. Por otra parte, este exceso puede hacer que el calcio de los huesos sea absorbido por los tejidos blandos, como el corazón o los pulmones, causando un funcionamiento insuficiente.

OTROS NUTRIENTES IMPORTANTES

Además del calcio y la vitamina D, existen otras sustancias que, en menor medida, también son necesarias para que los huesos se mantengan en buena salud. Son las que exponemos a continuación.

Magnesio

El magnesio es un mineral necesario para la fabricación de proteínas en el organismo y una de sus coenzimas más importantes; y un elemento que aporta su intervención en las reacciones químicas que tienen lugar principalmente en el metabolismo de los hidratos de carbono. Es necesario para la producción de las hormonas y actúa sobre los músculos, las células, el sistema nervioso, el sistema digestivo, el sistema reproductor, la sangre y el sistema inmunológico.

Entre las fuentes más importantes de magnesio, se encuentran las verduras de hoja verde. Los frutos secos, las semillas, los aguacates y los nabos también contienen cantidades importantes. Los cereales integrales, las legumbres, los huevos y la leche son excelentes fuentes de magnesio. Muchas frutas y dulces naturales también lo contienen (miel y sirope de plantas).

La deficiencia de magnesio puede provocar el descenso de las defensas del organismo, el mal funcionamiento del sistema muscular y problemas digestivos. Tiene un efecto directo sobre los huesos, por lo que su carencia puede producir su debilitamiento. Por eso es esencial para la prevención de la osteoporosis. La producción de proteínas puede verse impedida si el organismo carece de magnesio. Su carencia también impide que el organismo adquiera reservas de energía, sintetice las hormonas sexuales o evite la formación de trombos en las arterias.

Los principales síntomas de la falta de magnesio son: taquicardia, caída del cabello, uñas frágiles, calambres en las extremidades y tics nerviosos en los ojos.

La cantidad recomendada de magnesio en la dieta es de 350 mg, pero algunos autores recomiendan una ingesta diaria de entre 800 y 1 200 mg. El magnesio se elimina muy fácilmente por la orina, el sudor y la producción de cabello y uñas, por lo que es fácil que se produzca deficiencia de este mineral. Sin embargo, el exceso de magnesio puede ser perjudicial para aquellas personas que padezcan insuficiencia renal. Como en otras ocasiones, la mejor forma de disponer de las cantidades adecuadas de este mineral es a través de una dieta equilibrada, aunque existen preparados farmacológicos que lo contienen, cuyo uso está indicado en caso de deficiencia.

Vitamina C

La vitamina C, a diferencia de la vitamina D como hemos expuesto anteriormente, es hidrosoluble, es decir, se elimina fácilmente por la orina; esto hace que sea difícil su acumulación y no produce intoxicaciones graves si se toma en exceso. Sus funciones consisten en ayudar a reforzar el sistema inmunológico, mantener equilibrados los niveles de colesterol, combatir el estrés, favorecer la fertilidad, proteger contra las enfermedades cardiovasculares y contra diversos tipos de cáncer; también mantiene la salud mental y es antioxidante, esencial para luchar contra el envejecimiento y para garantizar una mayor esperanza de vida. Su presencia es esencial para la formación del colágeno –el «cemento» que une todos los tejidos del organismo–. Los atletas, por ejemplo, necesitan más vitamina C para la síntesis de colágeno y la reparación de los tejidos. La vitamina C combate las sustancias tóxicas de los alimentos y el aire, y es un laxante natural.

El colágeno es también el protector de nuestros huesos. Los recubre y les da flexibilidad, protegiéndolos de la descalcificación y haciéndolos menos duros y, por tanto, más resistentes a las fracturas, de ahí procede la importancia de la vitamina C para los huesos.

Por este motivo, la vitamina C es esencial para prevenir la osteoporosis. La destrucción del colágeno es el primer paso hacia la descalcificación, y esto es lo que hay que evitar en primer lugar.

Las naranjas y otros cítricos, los germinados, las bayas, los tomates, los boniatos y las verduras de hoja verde son grandes fuentes de vitamina C.

Los síntomas de deficiencia de vitamina C son: encías sangrantes, facilidad para formar hematomas ante un pequeño golpe, dificultad para respirar, problemas digestivos, hemorragias por la nariz, dolores en las articulaciones, anemia, escasa resistencia a las infecciones y dificultad en la curación de heridas o golpes.

La cantidad diaria recomendada de vitamina C es de 45 mg. Esta cantidad se obtiene fácilmente de la fruta fresca y las verduras de la dieta, que debe incluir naranjas, pimientos y patatas.

Algunos expertos en nutrición creen que dosis mucho más altas (hasta 10 gramos al día) pueden ayudar a curar enfermedades graves y reducir el riesgo de cáncer. Las personas que necesitan mayores dosis de vitamina C son los ancianos, quienes están realizando alguna dieta de adelgazamiento, los fumadores, los que beben alcohol en exceso, quienes consumen ciertos medicamentos, como los anticonceptivos orales, las mujeres embarazadas o las que dan de mamar y todos aquellos que padezcan algún tipo de estrés.

Existen en el mercado muchos preparados de vitamina C sola o asociada a otros productos, principalmente con otras vitaminas y minerales. Sin embargo, la mejor manera de conseguir niveles adecuados de esta vitamina es tener una alimentación sana y rica en frutas y verduras frescas.

Vitamina K

La vitamina K es una vitamina liposoluble cuya principal función es mantener la correcta coagulación de la sangre. Sin embargo, también interviene en el metabolismo del calcio y, por lo tanto, favorece el correcto desarrollo de los huesos.

Además de la vitamina K que se ingiere con la alimentación, el organismo humano dispone de otra manera de conseguir esta vitamina, a través de los microorganismos y bacterias que viven en el intestino grueso. Por eso es muy importante no perjudicarlos, puesto que colaboran con nosotros para mantener nuestra salud; los tratamientos con antibióticos de amplio espectro, como la amoxicilina, tan usada innecesariamente en resfriados causados por virus, son la principal causa de destrucción de la llamada «flora intestinal». Podemos mantener estos microbios en condiciones si tomamos yogur y otros productos lácteos fermentados, así como productos derivados de la soja.

Otras fuentes de vitamina K son las verduras de hoja verde, como la espinaca, la col o las acelgas; también son ricos en esta vitamina el hígado y la yema de huevo. La tendencia a los hematomas ante pequeños golpes e incluso sin que se produzca ningún traumatismo es un síntoma de deficiencia de vitamina K, aunque también puede ser síntoma de otras deficiencias nutricionales. No se conoce con exactitud la cantidad necesaria a ingerir diariamente de esta vitamina.

Existen preparados farmacológicos de vitamina K, pero no están indicados en la osteoporosis. Su uso se limita principalmente a los enfermos con graves enfermedades del hígado que tienen trastornos importantes de la coagulación sanguínea. Como siempre, una dieta variada y rica en verduras es la mejor manera de disponer de una cantidad suficiente de vitamina K, siempre que no exista alguna enfermedad que la altere. También es importante proteger la flora intestinal evitando la ingesta innecesaria de antibióticos que la destruyan.

Vitamina A y betacaroteno

La vitamina A también es liposoluble, es decir, puede dar lugar a intoxicaciones si se administra en exceso. Como las demás vitaminas, es esencial para nuestro organismo. Puede sintetizarse a partir del betacaroteno, una provitamina presente en muchos alimentos de origen vegetal. La vitamina A es necesaria para el crecimiento y la reparación de los tejidos corporales. También es esencial para el mantenimiento del sistema inmunológico, que nos permite luchar contra las infecciones. Ayuda a mantener una piel sana y protege las membranas mucosas de los pulmones, la garganta, la boca y la nariz. También ayuda al organismo a secretar los jugos gástricos necesarios para la digestión de las proteínas y protege las paredes del tubo digestivo, los riñones y la vesícula. La vitamina A es esencial en la formación de la sangre, el fortalecimiento de los huesos y los dientes, así como el mantenimiento de una visión correcta.

El betacaroteno, precursor de esta vitamina, es abundante en las frutas y verduras de color amarillo o naranja, como las zanahorias; es especialmente adecuado tomarla en forma de zumo fresco de zanahoria. Pero también está presente en concentraciones aún mayores en las verduras de hoja verde como las espinacas o el brécol. Los huevos contienen vitamina A, al igual que la leche y sus derivados. Y, aunque el hígado de los animales contiene grandes concentraciones de vitamina A, también tiene muchas toxinas, por lo que hay que ser precavido en su consumo.

Uno de los principales síntomas de carencia de vitamina A es la dificultad para la visión nocturna (cuando el sol ya se ha puesto y dejan de percibirse los colores), de forma que los ojos son incapaces de adaptarse a la oscuridad; esto es especialmente peligroso cuando se está al volante de un automóvil de noche. Otros signos de la carencia de la vitamina A son la fatiga, las enfermedades cutáneas, la pérdida de apetito, la pérdida del sentido del olfato y la diarrea.

La cantidad diaria recomendada de vitamina A es de 5 000 UI para los adultos. No es difícil obtener esta cantidad a partir de los alimentos mencionados. En caso de enfermedad, recuperación de accidentes traumáticos, embarazo o lactancia, puede ser recomendable tomar suplementos, pero sólo pueden ser administrados bajo control médico, ya que una dosis alta de vitamina A puede ser perjudicial, ya que puede producir enfermedades hepáticas o incluso, en el caso de embarazo, malformaciones en el feto.

Selenio

La principal función del selenio en el organismo es como antioxidante, previniendo la destrucción y el envejecimiento de las células. Representa un papel primordial en el sistema enzimático y es necesario para la fabricación de prostaglandinas, que controlan la presión sanguínea y la coagulación de la sangre. El selenio también es necesario para prevenir la formación de cataratas, contribuye a la producción de proteínas y protege las arterias.

Los alimentos de origen animal contienen más selenio que los vegetales. Los cereales integrales, las setas, los espárragos, el brécol, las cebollas y los tomates son las mejores fuentes vegetales de selenio. Los huevos también lo contienen en cantidades importantes y, además, tienen azufre, que ayuda al cuerpo a absorberlo.

Los signos de carencia de selenio son la falta de energía, la taquicardia y el desarrollo de enfermedades degenerativas, como la osteoporosis. Se ha relacionado su deficiencia con trastornos de la glucemia, necrosis hepática, artritis, anemia, envenenamiento por metales pesados, distrofia muscular y cáncer.

No existen recomendaciones oficiales sobre su ingesta diaria, pero algunos expertos sugieren una dosis de 150 mcg diarios.

Manganeso

El manganeso es un mineral que actúa en la producción de proteínas y es esencial para la correcta estructuración de los huesos, los dientes, el cartílago y los tendones. Es vital para la formación de nuevas células sanguíneas en el interior de los huesos y también es necesario para transmitir los impulsos nerviosos al cerebro. El manganeso juega un importante papel en el metabolismo del azúcar y las grasas en la sangre, y es necesario para la producción de hormonas.

Los frutos secos, las semillas y los cereales integrales son excelentes fuentes de manganeso. Las verduras de hoja verde, cultivadas en un suelo rico en minerales, aportan todo el manganeso necesario para el organismo. Asimismo, el brécol, las zanahorias, las patatas, los guisantes y las legumbres también lo contienen; la piña, las bayas, las uvas, el clavo y el jengibre.

Sin el manganeso, la salud de los músculos se deteriora lentamente. La producción de proteínas y el metabolismo de los carbohidratos y las grasas puede verse inhibido.

Acido fólico

El ácido fólico pertenece a la gran familia de la vitamina B, que es hidrosoluble, es decir, se elimina fácilmente por la orina y es difícil que produzca intoxicaciones graves por una ingesta medicamentosa excesiva. Actúa principalmente sobre el cerebro y el sistema nervioso. Es un componente vital del fluido espinal y extracelular, es necesario para la fabricación de ADN y ARN, y ayuda a sintetizar los aminoácidos.

La levadura, las verduras de color verde oscuro, el germen de trigo, las ostras, el salmón y el pollo contienen ácido fólico.

El cuerpo necesita una pequeña cantidad de ácido fólico al día, unos 400 mcg son suficientes. Esto se obtiene fácilmente a partir de los alimentos mencionados anteriormente. Las mujeres embarazadas, los ancianos y las personas que padecen algún trastorno nervioso deben tomar cantidades mayores. El ácido fólico es importante porque constituye un elemento esencial para la formación del colágeno (que recubre los tejidos nerviosos, los huesos y las articulaciones).

Cinc

El cinc desempeña un papel importante en la producción de las hormonas sexuales y en la hormona de crecimiento, así como en la utilización que el organismo hace de la insulina. Como coenzima, el cinc participa en muchas reacciones químicas importantes para el organismo y pone en movimiento su energía. Es un elemento importante para mantener el equilibrio del organismo: mantiene el nivel de acidez de la sangre en sus niveles normales, elimina el exceso de metales tóxicos y ayuda a los riñones a mantener un equilibrio saludable de minerales. El cinc participa también en la producción de proteínas y en el correcto funcionamiento de las células sanguíneas, el sistema circulatorio y los nervios.

Los huevos, el pollo y el marisco contienen cantidades considerables de cinc, así como la carne. Las fuentes vegetales más importantes son los guisantes, la soja, las setas, los cereales integrales, la mayoría de los frutos secos y las semillas, en especial las de calabaza.

La falta de gusto u olfato es un signo de deficiencia de cinc. Los problemas cutáneos también pueden poner de manifiesto una carencia de este elemento. Las arrugas de la piel pueden indicar que la elastina, la fibra que proporciona la elasticidad a la piel, no está absorbiendo suficiente cinc para mantener su salud. El acné y la psoriasis pueden ser causados por la falta de este mineral. Otros síntomas son la fragilidad del cabello, las uñas opacas y las encías sangrantes.

La cantidad necesaria que debe ingerir un adulto al día es de 20 a 25 mg. Incluyendo semillas de sésamo, girasol y calabaza en la dieta, podemos obtener una buena parte de esta cantidad.

CAMBIOS EN EL ESTILO DE VIDA

Como hemos dicho repetidamente, la mejor manera de luchar contra la osteoporosis es prevenirla. Pues bien, la mejor forma de prevenirla es tener un estilo de vida sano, que favorezca la salud en general y la de los huesos en particular. Sin embargo, de nada sirve adquirir buenos hábitos a los 60 años, cuando los huesos hace ya muchos años que se han formado e incluso han tenido tiempo de perder gran parte de su contenido en calcio. Está claro que lo ideal sería vivir de forma saludable durante toda la vida, pero por desgracia la sociedad actual, con su ritmo frenético, nos impone una forma de vida poco sana. Aunque generalmente no se necesita mucho tiempo para estar en forma y seguir una dieta sana, solamente es necesario tener esta idea presente y hacer lo posible para mantenerla. A continuación, exponemos algunos aspectos importantes en este sentido.

EL EJERCICIO FÍSICO

El ejercicio físico realizado regularmente reduce la probabilidad de que se produzcan fracturas óseas asociadas a la osteoporosis. Los estudios demuestran que los ejercicios que requieren fuerza muscular y que actúan sobre el hueso, hacen que los huesos se fortalezcan y ganen densidad. Los investigadores descubrieron que las mujeres que caminan un kilómetro al día tienen de cuatro a siete años más de reserva de masa ósea que aquellas que no lo hacen. Algunos de los ejercicios físicos que se recomiendan son:

- Levantamiento suave de pesas
- Bicicleta estática
- Máquina de remo
- Caminar
- Correr

Es conveniente evitar cualquier tipo de ejercicio que suponga riesgo de caída.

Los pacientes con osteoporosis, o aquellos que deseen prevenirla, deberían realizar ejercicio al menos 30 minutos tres veces por semana, siempre con prudencia. El ejercicio tiene efectos beneficiosos sobre la densidad del hueso tanto en mujeres premenopáusicas como posmenopáusicas. Sin embargo, en las ancianas, excepto en casos muy concretos, el ejercicio acarrea el riesgo de padecer fracturas, lo que obliga a extremar la prudencia; un paseo diario en compañía de alguien más joven puede ser una buena idea en estos casos.

Una investigación que tuvo dos años de duración estudió los efectos del ejercicio y la suplementación de calcio en 127 mujeres de entre 20 y 35 años de edad. Las mujeres fueron asignadas al azar a un programa de ejercicio aeróbico y levantamiento de pesas o a un programa de estiramientos, y todas recibieron la misma suplementación de calcio (hasta 1 500 mg/día, incluyendo la ingesta a partir de la dieta). Se produjo un aumento significativo en el índice de masa ósea en el grupo que realizó el ejercicio aeróbico (sobre todo en la columna y el cuello), pero este índice no cambió en el grupo que realizó estiramientos.

Otro estudio de un año de duración realizado en 40 mujeres posmenopáusicas –de entre 50 y 70 años de edad– evaluó el efecto de los ejercicios de fuerza de alta intensidad sobre los índices de masa ósea. El cuello y la columna lumbar mejoraron un 0,9 % en las mujeres que realizaron este tipo de ejercicio. Sin embargo, los índices bajaron un 2,5 % en las que no realizaron ejercicio.

Los estudios también demuestran que la actividad física está asociada a un menor riesgo de fracturas de cadera en las mujeres ancianas.

Los pacientes siempre quieren saber si el ejercicio intenso es más beneficioso que el de baja intensidad, como caminar o correr. No existen evidencias de que el ejercicio intenso sea más beneficioso. Pero es importante poder disfrutar de esta actividad, porque en el momento en que se abandona desaparecen rápidamente sus efectos beneficiosos. Es decir, que el ejercicio debe ser más o menos continuo.

Sin embargo, el ejercicio excesivo en mujeres premenopáusicas puede llevar a la pérdida de peso y la amenorrea, lo que también pueden ser causa de osteoporosis.

EL TABACO

Todos sabemos que el tabaco es muy perjudicial para la salud. Es bien conocido que causa enfermedades como el cáncer de pulmón y la bronquitis crónica o el enfisema. Pero estas no son las únicas enfermedades que produce, hay otras muchas. Entre ellas se encuentra la osteoporosis. Es conocido que el consumo de tabaco acelera la pérdida de la masa ósea. Un estudio evaluó a una pareja de gemelas que sólo se diferenciaba en este aspecto. Una fumaba y la otra no. A raíz de este estudio, se sabe que el consumo de 20 cigarrillos diarios en la vida adulta se asocia a un 10 % de reducción de la densidad ósea. El tabaco también puede impedir los beneficios de la terapia hormonal sustitutiva en las mujeres posmenopáusicas.

La pérdida de masa ósea es un motivo más para dejar de fumar. Actualmente, existen muchas formas de ayudar a las personas que deciden dejar este hábito tan perjudicial para la salud. Dejar de fumar puede resultar difícil en ocasiones, especialmente cuando se continúa llevando la misma vida ajetreada de siempre, pero con un poco de apoyo y tal vez con la ayuda de algún medicamento, resulta mucho más fácil, y vale realmente la pena.

LA DIETA EN LA MENOPAUSIA

Como hemos dicho, las mujeres que en la posmenopausia siguen un tratamiento hormonal sustitutivo tienen menos riesgo de padecer osteoporosis. Los estrógenos protegen a la mujer de la pérdida ósea en la vida adulta y la premenopausia. Cuando estas hormonas desaparecen debido a la menopausia o a una intervención quirúrgica que elimine los ovarios, esta protección queda anulada, y la pérdida ósea se acelera.

Sin embargo, algunos autores opinan que la dieta puede sustituir a la terapia hormonal sustitutiva.

Marilyn Glenville, autora de *Natural Alternatives to HRT,* explica que los estrógenos son las hormonas responsables de la transición de la infancia a la edad adulta de la mujer. Son los causantes del desarrollo de las mamas y de la forma del cuerpo de las niñas. También hacen que el útero se prepare cada mes a partir de la ovulación a la espera de que un óvulo sea fecundado.

La menopausia se produce, normalmente, entre los 45 y los 55 años de edad, pero los síntomas asociados a esta fase de la vida de la mujer (sofocos, sudores, etc.) pueden empezar mucho antes de que desaparezca la menstruación. Cuando se acerca la edad de la menopausia, la ovulación es cada vez menor, porque los niveles de estrógenos empiezan a disminuir. Sin embargo, como se sigue teniendo el periodo, muchas mujeres no saben que no han ovulado.

En contra de la opinión general, el ovario menopáusico no es un órgano inservible. Continúa produciendo estrógenos, aunque en cantidades inferiores. Además, las glándulas adrenales (que se encuentran encima de los riñones) producen también estrógenos. La grasa corporal también es un almacén corporal de estrógenos, por lo que a veces las dietas de adelgazamiento pueden constituir un problema para las mujeres.

Las mujeres necesitan estrógenos para la protección de los huesos y del corazón. La naturaleza siempre intenta mantener un equilibrio, porque los niveles demasiado altos o demasiado bajos de estrógenos son problemáticos. Si no se llega a un nivel mínimo, los huesos y el corazón quedan desprotegidos, y también existe un mayor riesgo de padecer cáncer de mama.

Debido a que la grasa corporal es un almacén de estrógenos, las personas obesas pueden tener un nivel de hormonas mayor de lo normal. Por ello, es bueno ganar algo de peso en la menopausia, ya que los estrógenos procedentes de las células grasas compensan la pérdida de estrógenos de los ovarios. Sin embargo, el sobrepeso produce un exceso de estrógenos, lo que puede acarrear un mayor riesgo de cáncer de mama y de útero.

Como en otros aspectos de la vida, el término medio es el ideal.

Los fitoestrógenos

Los fitoestrógenos son sustancias que se encuentran de manera natural en los alimentos y tienen una acción similar a la de las hormonas sexuales femeninas –estrógenos y progesterona–. Pueden clasificarse en los siguientes tipos:

- ***Isoflavonas***. Se encuentran en grandes concentraciones en las legumbres como las lentejas, los guisantes y la soja seca (esta última es especialmente rica en este nutriente). Hay cuatro tipos importantes de isoflavonas en los alimentos: genisteína, daidceína, biochanina A y formononetina. Los guisantes y las lentejas contienen los cuatro tipos, y la soja sólo contiene genisteína y daidceína.

- ***Lignanos.*** Se encuentran en casi todos los cereales y verduras. Las mayores concentraciones están en los aceites de semillas, especialmente en las de lino.

- ***Cumestanos.*** Este tipo de fitoestrógenos se encuentra especialmente en la alfalfa y en la soja germinada.

Casi todas las frutas, verduras y cereales contienen fitoestrógenos en diferentes cantidades, pero las isoflavonas son las más beneficiosas. En el tubo digestivo, las bacterias de la flora intestinal –las mismas que fabricaban vitamina K– convierten las isoflavonas en sustancias que tienen una acción estrogénica, aunque no son realmente hormonas.

La ingesta diaria de isoflavonas de una mujer japonesa es de 20 a 80 mg al día. Así pues, las mujeres asiáticas toman un promedio de 45 mg al día de estos compuestos, mientras que las mujeres europeas sólo consumen entre 1 y 3 mg al día. Los estudios demuestran que las mujeres japonesas tienen entre 100 y 1 000 veces más isoflavonas en la orina y la sangre que las mujeres europeas y norteamericanas. Esto indica que su dieta, basada tradicionalmente en la soja, les aporta de forma natural los fitonutrientes que pueden prevenir aquellos cánceres relacionados con la acción hormonal.

Las investigaciones sugieren que hay que ingerir un mínimo de 45 mg de isoflavonas diariamente con la dieta. Una ración de tofu (55 g) o de leche de soja (600 ml) contiene aproximadamente de 35 a 40 mg de isoflavona.

El valor de los fitoestrógenos en la menopausia

Existen numerosas investigaciones que relacionan el consumo de soja con la disminución de los sofocos en la menopausia. Un estudio realizado recientemente demuestra que, después de dos semanas de añadir 60 g de proteínas de soja a la dieta, las mujeres tenían muchos menos sofocos que aquellas a las que se les administró un placebo, es decir, un producto sin ningún efecto terapéutico.

Otro estudio científico importante demuestra el efecto radical de los fitoestrógenos en el equilibrio hormonal de la menopausia. En este estudio, algunas mujeres menopáusicas complementaron su dieta con harina de soja (45 mg al día). Este cambio tuvo un efecto muy positivo sobre el control hormonal. Aunque estos alimentos ricos en fitoestrógenos constituían sólo el 10 % de su dieta durante el experimento, el efecto de los fitoestrógenos fue lo suficientemente importante como para tener un rápido efecto sobre las células de la vagina, reduciendo la irritación y la sequedad vaginal típicas de la menopausia. Estos cambios fueron detectables a las pocas semanas y duraron hasta dos meses después de haber dejado de consumir fitoestrógenos, lo cual demuestra que el consumo de estas sustancias es importante para aliviar los síntomas de la menopausia.

El aporte de los fitoestrógenos a los huesos

Muchas mujeres se someten a una terapia hormonal sustitutiva a fin de prevenir la osteoporosis. Desgraciadamente, no se les suele sugerir que es fácil sustituir esta terapia por una alimentación adecuada y ejercicio físico, y que, demás, esto tendría la ventaja de evitar el riesgo de sufrir los efectos secundarios de los fármacos hormonales.

La genisteína, una de las isoflavonas de la soja, produce la inhibición de los osteoclastos (las células óseas que renuevan el hueso reabsorbiéndolo o disolviéndolo) y la estimulación de los osteoblastos (las células óseas que reemplazan el hueso viejo por otro nuevo).

Los huesos necesitan calcio para mantenerse fuertes y sanos. Hay estudios que demuestran que cuantas más proteínas animales comemos, más calcio se excreta a través de la orina y, por tanto, hay un mayor riesgo de fracturas.

INCIDENCIA DE FRACTURAS DE CADERA EN PAÍSES CON UN ALTO CONSUMO DE PROTEÍNAS ANIMALES

País	Proteínas animales (g/día)	Ingesta de calcio (mg/día)	Fracturas de cadera (100.000 personas)
Suráfrica	10	196	7
Singapur	25	389	22
Hong Kong	35	356	46
España	47	766	42
Gran Bretaña	57	977	118
Dinamarca	58	960	165
Suecia	59	1104	188
Finlandia	60	1332	111
Estados Unidos	72	973	145
Nueva Zelanda	78	1217	119

Irónicamente, la tabla anterior también indica que los países con mayores niveles de ingesta de calcio, sin embargo, son los que padecen mayor número de fracturas de cadera.

Aunque el 98 % del calcio se encuentra en los huesos, no es el mineral más importante en términos nutricionales. Hay estudios que demuestran que muchas mujeres que padecen osteoporosis no sólo tienen déficit de calcio, sino también de magnesio y cinc.

Las proteínas animales se encuentran en alimentos como los huevos, la carne, el pollo y el queso. Los estudios demuestran que cuando se toma la misma cantidad de calcio procedente de productos vegetales, como la soja, la pérdida de calcio por la orina se reduce en un 50 %.

Por lo tanto, los alimentos ricos en isoflavonas podrían ayudar a los huesos de dos maneras: en primer lugar, construyendo nuevo tejido óseo y deteniendo el proceso de destrucción del hueso y, en segundo lugar, previniendo el exceso de excreción de calcio por la orina.

Alimentos que contienen fitoestrógenos

Los siguientes alimentos son una fuente fiable de fitoestrógenos, pero todavía se está estudiando su contenido exacto en isoflavonas. Por el momento, se sabe que las legumbres contienen una buena cantidad, con la soja en cabeza.

- Soja
- Otras legumbres como las lentejas, los guisantes, las alubias y los garbanzos
- Ajo
- Apio
- Semillas, como las de lino, sésamo, calabaza, alcaravea y girasol
- Cereales como el arroz, la avena, el trigo o la cebada
- Fruta: manzanas, ciruelas, cerezas, cítricos
- Verduras: brécol, zanahoria, patata
- Alfalfa germinada
- Algunas hierbas y especias: canela, hinojo, perejil

Especialmente rica en fitoestrógenos, **la soja** contiene dos compuestos de isoflavonas, llamados genisteína y daidceína, que constituyen aproximadamente el 75 % de la proteína de la soja.

COMPARACIÓN ENTRE LA SOJA Y LAS DEMÁS LEGUMBRES											
Alimento (100 g)	**Proteínas**	**Grasas**	**H. de C.**	**Fibra**	**Calcio**	**Fósforo**	**Magnesio**	**Hierro**	**Vit. A**	**Vit. B_1**	**Vit. C**
Soja	36,8 g	23,5 g	23,5 g	11,9 g	260 mg	590 mg	250 mg	8,6 mg	95 mg	1 mg	0,30 mg
germinada	104	3,8	0,5	–	157	32	12	15	0,6	–	0,18
harina sin grasa	43,4	6,7	25,3	14,3	–	244	286	9,1	25	0,83	–
harina integral	36,8	23,5	23,5	11,9	195	553	235	12,1	20	0,77	–
leche	3,4	1,5	2,2	–	21	48	–	0,8	–	0,08	0
queso (tofu)	7	4	3	–	–	34	–	1,8	–	0,05	0
Garbanzos	20	3,4	48,6	9,5	110	428	108	6,5	30	0,50	4
Guisantes	23	1,4	60,7	12	51	378	116	5,2	13	0,76	1
Habas	23,9	2	48,9	22	–	–	–	–	–	–	–
Judías blancas	22	1,6	47,8	19,2	105	430	130	6,1	67	0,60	2
Lentejas	23,5	1,4	50,8	10,6	74	412	77	6,9	17	0,43	–

Los granos de soja tienen más proteínas que la leche de vaca y carecen de grasas saturadas y de colesterol.

También se considera un alimento completo porque contiene los ocho aminoácidos esenciales. La soja es rica en ácidos grasos esenciales, y su leche no contiene colesterol.

Los preparados de soja más adecuados para la alimentación y los que contienen mayor cantidad de fitoestrógenos son:

- Leche de soja
- Yogur de soja
- Queso de soja (tofu)
- Tempeh
- Harina de soja
- Salsa de soja
- Miso (pasta hecha a partir de soja fermentada que se utiliza tradicionalmente en Japón para añadir a las sopas)

Recetas con soja

La soja es un alimento poco popular en España, a pesar de sus cualidades. Existen muy diversas formas de prepararla.

Estas recetas son sólo algunos ejemplos.

Ensalada de piña y col

Ingredientes para 4 personas:

1 piña natural
$^1/_2$ col china (o col normal o lechuga romana)
2 zanahorias
50 g de tofu ahumado
4 rabanitos
5 cucharadas colmadas de maíz
2 cucharadas de brotes de soja

Para la salsa:

250 g de mahonesa, de huevo o de soja
1 cucharada de zumo de naranja
4 cucharadas de salsa de tomate
unas gotas de zumo de limón
sal

Preparación:

Cortar la piña en dos mitades, desde el penacho hacia la base. Quitar la pulpa y trocear la carne, desechando el corazón y dejando entera la cáscara cortada en dos mitades. Lavar en agua con vinagre las hojas de col y cortarlas en tiras finitas. Hervir el maíz (si es congelado). Pelar y rallar las zanahorias. Lavar bien los rabanitos frotando la piel y rallarlos. Cortar el tofu en tiras alargadas de dos o tres centímetros y picar un poco los brotes de soja. Hacer la salsa removiendo todos los ingredientes hasta que estén perfectamente ligados. Mezclarla con la ensalada y rellenar con ella los dos cascos de la piña. Conservarlo en la nevera.

Ensalada mexicana

Ingredientes para 4 personas:

4 tortillas de maíz (se pueden comprar congeladas)
450 g de tofu duro desmenuzado
1 cucharada de chile en polvo
1 cucharadita de comino molido
1 cucharada de cilantro molido
$^1/_4$ de cucharadita de sal
2 cucharaditas de aceite vegetal
6 tazas de lechuga cortada en tiras
4 tomates medianos cuarteados
$^1/_2$ taza de queso de Burgos o de soja troceado
4 cucharadas de crema ácida Mock (ver preparación)

Preparación:

Calentar el horno a 350 grados. Colocar las tortillas sobre un molde y hornearlas, durante unos 15 minutos, hasta que estén crujientes. Desmenuzarlas en pequeñas porciones y dejarlas aparte. A continuación, mezclar el tofu, el chile en polvo, el comino, el cilantro y la sal; saltearlo todo en aceite durante unos 5 minutos o hasta que la mezcla esté seca. Retirarlo del fuego y taparlo para que se mantenga caliente. Disponer la lechuga en cuatro bandejas y salpicarla con los pedazos de tortilla tostados. Cubrirlo todo con la mezcla de tofu caliente. Añadir los trozos de tomate. Puede adornarse con queso o crema ácida Mock.

Crema ácida Mock: mezclar 1/2 taza de yogur, 2 cucharaditas de zumo de limón y un pellizco de sal. Guardar en la nevera.

Verduras y tofu salteados

Ingredientes para 4 personas:

2 cucharadas de aceite de oliva
6 cebolletas
300 g de tofu
2 pimientos rojos
100 g de brécol
100 g de champiñones
100 g de hojas acelgas
200 g de brotes de soja
salsa de soja
semillas de sésamo

Preparación:

Calentar el aceite en una sartén grande o en una cazuela y saltear la cebolleta durante 2 o 3 minutos. Retirar y reservar. Añadir el tofu y saltearlo hasta que esté dorado. Retirar y reservar con la cebolleta. Saltear el pimiento y el brécol, añadir los champiñones y retirar. Saltear las acelgas hasta que estén tiernas. Añadir el resto de los ingredientes, junto con los brotes de soja. Reducir el fuego y dejar cocinar durante 5 minutos. Sazonar con la salsa de soja y las semillas de sésamo.

Hortalizas con tofu marinado
Ingredientes para 4 personas:

8 cebollitas francesas
6 alcachofas
1 remolacha grande
1 ramo de brécol
8 champiñones
1 nabo
4 tomates
6 patatas medianas
300 g de tofu
2 cucharadas de perejil
2 cucharadas de salvia
1 cucharada de cebollino
1 diente de ajo
1 cucharada de zumo de limón
6 cucharadas de aceite de oliva
2 cucharadas de vino blanco
sal

Preparación:

Limpiar las alcachofas y ponerlas en agua con zumo de limón. Lavar el brécol y cocerlo durante tres minutos. Cocer las alcachofas durante siete minutos. Cortar la remolacha en cuatro trozos. Limpiar los champiñones, el nabo y los tomates. Pelar las patatas, partirlas en dos y hacer en cada trozo cortes como para obtener láminas finas, pero sin llegar a cortarlas del todo. Cortar el tomate en cubos de 1 cm. Picar el perejil, la salvia y el cebollino; majar el ajo en un mortero, añadir sal y las hierbas y trabajarlo hasta obtener una pasta. Añadir un poco de aceite y, al final, el zumo de limón y el vino blanco. Agregar el tofu y dejarlo macerar durante una hora, Calentar el horno a 200 grados. Untar todas las verduras con la salsa y meterlas en el horno a baja temperatura. Primero la remolacha; después de 15 minutos, las patatas y el nabo. En 20 minutos más, todas las demás, salvo el brécol, que se añadirá pasados otros 15 minutos. Dejar asar todo junto durante 10 o 15 minutos más. Diluir la salsa con dos cucharadas de agua y rociar con ellas las verduras a medida que vayan perdiendo agua. Antes de servir, sazonar con sal y pimienta.

Tempeh con salsa de yogur

Ingredientes para 4 personas:

8 a 10 trozos de tempeh (500 g)
2 tazas y media de yogur
6 cucharadas de aceite de oliva
4 cucharadas de zumo de limón fresco
3 dientes de ajo picados
3 cucharadas de perejil picado
$1^1/_2$ cucharada de albahaca
1 cucharadita de sal
una pizca de pimienta

Preparación:

Mezclar en un cuenco grande todos los ingredientes menos el tempeh. Se cortan los trozos de tempeh por la mitad y se ponen a macerar en la mezcla durante al menos dos horas en la nevera. Si se mantiene toda la noche, se realzará aún más el sabor. Se disponen las rebanadas de tempeh en una fuente de horno ligeramente aceitada, con suficiente salsa de yogur para cubrir cada pieza; se reserva el resto de la salsa. Se hornea durante 20 minutos a 180 grados. Se le da la vuelta a media cocción. Si es necesario, se añade la salsa por encima y se deja dorar. Se sirve adornado con la salsa restante, unas hojitas de perejil y unas rodajas de limón.

Hamburguesas de soja verde, nueces y germen de trigo

Ingredientes para 4 personas:

1 taza de soja verde
1 patata mediana
2 zanahorias
1/2 taza de nueces
3 cucharadas de salsa de soja
2 cucharadas de perejil
1 taza de germen de trigo
$^1/_2$ taza de pan rallado
sal y pimienta
aceite para freír

Preparación:

Poner la soja en remojo la noche anterior y cocerla en el doble de su volumen de agua, con la patata y la sal, durante 25 minutos. Dejar en un escurridor. Triturar las zanahorias con las nueces y el perejil. Cuando la soja esté bien seca, triturarla también y unirla a lo anterior y a la salsa de soja. Añadir el germen de trigo y trabajar la masa hasta que esté todo bien ligado. Se añade un poco de pan rallado, solamente si hace falta para endurecer la masa. Sazonar con sal y pimienta y meter en la nevera durante al menos 30 minutos. Formar las hamburguesas, rebozarlas en pan rallado y freírlas.

Hamburguesas de tofu y arroz, con champiñones

Ingredientes para 4 personas:

300 g de tofu
100 g de arroz integral
1 cebolla
5 dientes de ajo
250 g de champiñones
1 zanahoria
1 cubito de caldo vegetal
3 cucharadas de perejil

$^1/_2$ cucharadita de romero
3 cucharadas de salsa de soja
2 cucharadas de harina integral
3 cucharadas de aceite
sal y pimienta negra
aceite para freír

Preparación:

Cocer el arroz en el doble de su volumen de agua durante 45 a 60 minutos. Debe quedar un poco pasado. Picar finamente el ajo, la cebolla y los champiñones. Rallar la zanahoria. Sofreír la cebolla y el ajo y, pasados unos minutos, añadir los champiñones y, luego, la zanahoria. Al cabo de 5 minutos, añadir el cubito de caldo desmenuzado y sofreírlo todo durante 5 minutos más. Condimentar con el perejil y el romero y echar la salsa de soja. Añadir el tofu desmenuzado. Incorporar el arroz caliente y la harina, rectificar de sal y pimienta y ligar bien la masa. Dejar reposar la mezcla, moldear las hamburguesas y freírlas.

Bocadillo gigante vegetal

Ingredientes para 4 personas:

1 barra de pan integral
400 g de guisantes desgranados y hervidos
4 cucharadas de paté de tofu
1 cebolla blanca cortada a tiras
2 zanahorias ralladas
limón, sal y pimienta

Preparación:

Cortar el pan a rebanadas. Mezclar en la batidora los guisantes con el paté de tofu y el zumo de medio limón. Untar la primera rebanada con la mezcla y añadir un poco de zanahoria rallada y aros de cebolla. Tapar y seguir untando el resto de las rebanadas, colocándolas una junto a la otra en posición vertical.

Estofado de tofu y setas

Ingredientes para 4 personas:

250 g de tofu
10 setas secas shitake (u otras setas secas)
4 cucharadas de aceite de oliva
1 cucharada de salsa de soja
1 cucharada de harina de maíz o kuzu
$^1/_2$ cucharadita de sal
$^1/_2$ cucharadita de azúcar
1 cucharada de jerez seco
1 cucharadita de aceite de sésamo

Preparación:

Remojar las setas en una taza de agua caliente durante media hora. Escurrirlas apretándolas con los dedos, reservar el agua y cortarlas en dos trozos. Cortar el tofu en láminas y éstas en tiras pequeñas. Calentar el aceite de oliva y saltear las setas durante 1 minuto. Añadir dos tercios del agua de remojo y llevarlo a ebullición. Incorporar el tofu, la sal y el azúcar. Guisarlo todo 3 minutos y, después, añadir el jerez y el aceite. Diluir la harina en un poco de agua de remojo e incorporarla también. Cocinarlo 4 minutos más.

Pastel de tofu

Ingredientes para 4 personas:

1 bloque de tofu firme
1 puerro
4 champiñones
1 zanahoria
1 cucharada de aceite de sésamo o de oliva
1 cucharada de miso blanco
2 cucharadas de vinagre umebochi
2 cucharaditas de tahini
varias cucharadas de agua o caldo de verduras

Preparación:

En una sartén, calentar el aceite y saltear el puerro cortado finamente en diagonal durante un minuto. Agregar los champiñones cortados en láminas finas y saltear otros 2 minutos. Añadir la zanahoria cortada en palitos y el aceite de sésamo y cocinar varios minutos más. Retirar del fuego y colocar los vegetales en un cuenco grande. Poner en una batidora el tofu desmenuzado, el miso, el vinagre y el tahini. Batirlo con un poco de agua o caldo hasta conseguir una crema densa. Mezclarlo con los vegetales salteados. Poner la mezcla en un recipiente de acero inoxidable fino (antes aclararlo ligeramente con agua para que el pastel no se pegue). Cubrir con papel de aluminio y cocer al vapor durante 45-60 minutos. Retirar del fuego y dejar reposar durante 10 minutos para que adquiera la consistencia suficiente. Cortar y servir.

Crema de café y tofu

Ingredientes para 2 personas:

85 g de pasas
225 g de tofu
3 cucharadas de mantequilla
1 cucharada de café instantáneo descafeinado
1 cucharada de azúcar

Preparación:

Poner las pasas en una sartén y cubrirlas con agua. Llevar a hervor y cocer suavemente durante 20 minutos. Escurrir las pasas y pasarlas por la batidora. Escurrir el tofu para eliminar toda el agua que sea posible. Batir el tofu con el puré de pasas, la mantequilla, el café instantáneo y el azúcar, hasta que esté muy suave. Servir frío.

A MODO DE CONCLUSIÓN

La osteoporosis, una de las más temibles epidemias de nuestro tiempo, es una enfermedad que no tiene cura y que está dejando inválidos a muchos ancianos como consecuencia de fracturas de cadera, condenándolos a una muerte lenta.

Aunque son encomiables los esfuerzos de la medicina por encontrar soluciones farmacológicas al problema y por fabricar suplementos nutricionales artificiales que puedan suplir las carencias de las personas afectadas, no debemos olvidar que, tal como se ha expuesto, esta enfermedad es el resultado a largo plazo de una nutrición deficitaria durante la infancia, la juventud y la edad adulta.

La prevención debe empezar, pues, por un conocimiento por parte de la población de las normas de higiene alimentaria. Estas recomendaciones deben ser asimiladas por todos desde una edad muy temprana, a fin de que se tome conciencia de las consecuencias de tener una mala alimentación.

Además, es esperanzador saber que no sólo el fortalecimiento de los huesos puede prevenirse mediante una alimentación correcta, sino que las complicaciones derivadas de la menopausia, que pueden ser asimismo causantes de la osteoporosis, también pueden solventarse con una correcta nutrición.

BIBLIOGRAFÍA Y FUENTES CONSULTADAS

CUMMING, R.G., COMMINGS, S.R., NEVITT, M.C. ET AL., «Calcium intake and fracture risk: results from the study of osteoporotic fractures», *American Journal of Epidemiology*, 1997; 145:926

EASTELL, R., «Treatment of postmenopausal osteoporosis», *New England Journal of Medicine*, 1998; 338:736

FRIEDLANDER, A.L., GENANT, H.K., SADOWSKY, S., ET AL., «A two year program of aerobics and weight training enhances bone mineral density of young women», *Jounal of Bone and Mineral Research*, 1995; 10:574

GLENVILLE, MARILYN, *Natural alternatives to HRT Cookbook*, Kyle Cathie, Londres 2000

HEANEY, R.P., «Thinking straight about calcium», *New England Journal of Medicine*, 1993; 328:503

NULL, GARY, *Get Healthy Now!*, Seven Stories Press, Nueva York, 1999

PRINCE, R.L., SMITH, M., DICK, I.M. ET AL., «Prevention of postmenopausal osteoporosis: a comparative study of exercise, calcium supplementation, and hormone-replacement therapy», *New England Journal of Medicine*, 1991; 325:1189

REID, I.R., AMES, R.W., EVANS, M.C., ET AL., «Effect of calcium supplementation on bone loss in postmenopausal women», *New England Journal of Medicine*, 1993; 328:460.

ROSEN, HILLEL N. Y ROSENBLATT, MICHAEL, «Calcium supplementation in osteoporosis», *Uptodate*, Vol. 8, nº 2, 2000

ROSEN, HILLEL N. Y ROSENBLATT, MICHAEL, «Overview of the management of osteoporosis», *Uptodate*, Vol. 8, nº 2, 2000

ROSEN, HILLEL N. Y ROSENBLATT, MICHAEL, «Vitamin D therapy in osteoporosis», *Uptodate*, Vol. 8, nº 2, 2000